HEYNE <

Das Buch

Merkwürdige Zufälle, eine bedeutsame Begegnung oder eine plötzliche Erkenntnis – all das können Hinweise auf das Wirken unserer Geistführer sein. Denn tatsächlich ist die geistige Welt zum Greifen nah, und jedem von uns sind liebevolle Helfer zur Seite gestellt, die nur aus einem einzigen Grund hier sind: »Geistführer arbeiten mit dir zusammen, um dich als deine persönlichen Lehrer zu inspirieren, zu motivieren, zu beschützen und zu leiten«, erklärt James Van Praagh. In diesem Buch übermittelt Van Praagh anhand zahlreicher Beispiele und Geschichten die wichtigsten Lektionen seiner Geistführer für uns. Darüber hinaus gibt er uns aus seiner jahrzehntelangen Erfahrung viele praxiserprobte Übungen und Meditationen an die Hand.

Der Autor

James Van Praagh ist einer der außergewöhnlichsten Menschen unserer Zeit. Seine spektakuläre Fähigkeit, mit den Seelen Verstorbener zu kommunizieren, hat ihn in aller Welt berühmt gemacht. Er ist der Ideengeber für die TV-Erfolgsserie *Ghost Whisperer*. Seine Vorträge und Demonstrationen ziehen Tausende von Menschen an. James Van Praagh ist eines der renommiertesten Medien weltweit und Nr.-1-New-York-Times-Bestsellerautor. Er lebt in der Nähe von Los Angeles.

www.vanpraagh.com

JAMES VAN PRAAGH

DIE WEISHEIT DEINER GEISTFÜHRER

Wie du deine Seelenbegleiter findest
und wie sie dir helfen

Aus dem Amerikanischen übertragen von
Diane von Weltzien

WILHELM HEYNE VERLAG
MÜNCHEN

MIX
Papier | Fördert gute Waldnutzung
FSC® C014496

Penguin Random House Verlagsgruppe FSC®-N001967

Taschenbucherstausgabe 10/2021

2. Auflage

Redaktion: Angelika Holdau
Umschlaggestaltung: Guter Punkt GmbH & Co. KG, München,
unter Verwendung des Originalcovers (Cover design: Tricia Breidenthal)
Satz: Satzwerk Huber, Germering
Druck und Bindung: GGP Media GmbH, Pößneck
ISBN 978-3-453-70402-2

www.heyne.de

Inhalt

II. Teil: Persönliche Geistführer

III. Teil: Lektionen meiner Geistführer

IV. Teil: Die Verbindung mit deinen Geistführern aufnehmen

Einführung

Dieses Handbuch hat seinen Ursprung in der geistigen Welt. Die geistige Welt ist unser eigentliches Zuhause, in das wir zurückkehren, wenn wir unseren Abschluss in der Schule machen, die wir als unsere Erde kennen. Weil unsere irdische Reise gelegentlich schwierig sein kann, gebe ich in diesem Buch Einblicke und Hinweise, die dir dazu dienen sollen, dir diese Reise zu erleichtern. Wie jeden Ratgeber kannst du auch *Die Weisheit deiner Geistführer* währenddessen zum Nachschlagen nutzen. Wir alle würden gerne das Geheimnis des »wunderbaren Wegs« kennen, auf den sich nur so wenige wagen. Ich habe Jahrzehnte gebraucht, um die Geheimnisse der unsichtbaren Reiche zu ergründen, und ich freue mich, dass ich mein Wissen nun mit dir teilen darf. Ich wünschte, ich hätte in meinen frühen Tagen als Medium Zugang zu solchen Informationen gehabt.

Die Idee zu diesem Buch entstand auf einer meiner Vorführungen. Eine Dame aus dem Publikum bat mich, Tipps aus der geistigen Welt zu teilen, die sie bei der Bearbeitung ihrer Probleme unterstützen würden. Tatsächlich war das eine weitverbreitete Bitte und noch dazu eine, der ich viele Male nachgekommen war. Doch bis zu diesem Zeitpunkt hatte ich nie das Gefühl, dass meine Antworten auf diese Bitten ausreichend waren. An jenem Abend übermittelte ich während der Meditation meine Anfrage an die geistige Welt. Ich bat um Rat, wie die Erfahrungen auf der Erde erfüllender und nützlicher gestaltet werden könnten. Die Antworten, die ich empfing, finden sich in diesem Buch. Gelegentlich waren die erhaltenen Informationen überwältigend und schwer zu interpretieren. Oft verdeutlichte mir die geistige Welt eine Lektion, indem sie sie in die Zusammenhänge meines eigenen Lebens stellte. Mir wurden also Augenblicke in meinem Leben gezeigt, die im Zusammenhang mit der Botschaft standen. So machte mir die geistige Welt ihre Mitteilung auf eine mir leichter zugängliche Weise deutlich.

Dieses Buch gliedert sich in vier Abschnitte; du kannst also jederzeit auswählen, was dir gerade am interessantesten erscheint. Im ersten Teil geht es um die Geistführer, woher sie kommen und was sie tun. In den unterschiedlichsten Zeiten unseres jetzigen Lebens und sogar unserer vergangenen Leben sind viele verschiedene Geistführer bei uns, und ich möchte dich wissen lassen, wie sie uns unterstützen. Der zweite Teil handelt von persönlichen Geistführern und ihrer Bedeutung in unserem Leben. Im dritten Teil präsentiere ich einzelne Erkenntnisse meiner Geistführer bezüglich bestimmter Lebenssituationen und Umstände. Diese Kapitel drehen sich darum, wie mir »Spirit« oder der allumfassende Geist seine Mitteilungen anhand meiner eigenen Lebenserfahrungen verdeutlichte, damit ich den Gehalt seiner Lektionen vollständig begreifen konnte. An diesen Geschichten lasse ich dich teilhaben. Der letzte Teil des Buches zeigt dir, wie du selbst mit deinen Geistführern in Verbindung treten kannst, ohne dich dabei ungewollt für unerwünschte Energien zu öffnen. Wie bei jeder Lernerfahrung ist auch bei der Kommunikation mit höheren Quellen Übung erforderlich. Bei den Schritten, die du unternimmst, um die Verbindung zu deinen Geistführern herzustellen, musst du Geduld mit dir haben. Schließlich bringen auch deine Geistführer immer unendlich viel Geduld für dich auf.

Trotz unserer allerbesten Absichten geraten wir auf unserer Reise dennoch ins Stolpern und stoßen auf Hindernisse. Du musst dich für die Gedanken, die vom allumfassenden Geist kommen, öffnen. Wie oft stellt sich uns unser Ego in den Weg und lässt uns angesichts unseres Versuchs, »Spirit« zu erreichen, zynisch werden. Wenn du auf schwierigeren Teilstrecken beharrlich dranbleibst, dir deinen höheren Geist zu erschließen, und dich davon freimachst, dich und andere zu bewerten und zu kritisieren, dann begleiten dich Harmonie und Frieden bei allem, was du tust.

Indem du dir die Vorstellungen dieses Buches zueigen machst, wirst du ein Verständnis dafür gewinnen, dass es etwas Höheres sowohl in dir als auch außerhalb von dir gibt, mit dessen Hilfe du die nötige Energie findest, um dich spirituell zu entwickeln. Du wirst erkennen, dass nichts zufällig geschieht; du bist aus einem ganz bestimmten Grund hier – und dieser Grund ist viel bedeutender, als es irgendein physisches Ziel je sein könnte.

Der Philosoph Rudolf Steiner schreibt in einem seiner Bücher: »Wer höheres Wissen sucht, muss es in sich selbst erschaffen; er muss es seiner Seele selbst einflößen. Durch Studium allein ist das nicht möglich, das Leben selbst muss der Katalysator sein.« Dem kann ich mich nur anschließen.

Fang an, dein Leben mit spirituell weit geöffneten Augen zu führen, und du wirst dir der unsichtbaren Kräfte rings um dich herum bewusst. Das Wissen, das du vom allumfassenden Geist empfängst, wird alle Aspekte deines Seins transformieren und entfalten.

TEIL I

DIE GEISTFÜHRER

1. Kapitel

Was sind Geistführer?

Herzlich willkommen in der überwältigenden Welt der Geistführer! Unsere Geistführer bewohnen einen unendlichen Raum spiritueller Dimensionen. Möglicherweise sind sie niemals inkarniert oder sie sind Familienmitglieder und Freunde, die wir in diesem Leben kannten und die seither den Übertritt in die geistige Welt vollzogen haben. Wer immer sie auch sind: Geistführer haben ein lebhaftes Interesse an deiner Entwicklung als Seele, und sie arbeiten mit dir zusammen, um dich dein Leben lang als deine persönlichen Lehrer zu inspirieren, zu beeinflussen, zu motivieren, zu beschützen und zu leiten.

Viele deiner Geistführer waren schon in mehreren deiner Leben an deiner Seite; andere treten nur für ein Leben, für eine Phase deines Lebens oder vielleicht auch nur für ein paar flüchtige Augenblicke in Erscheinung. Geistführer sind unsere Freunde und helfen uns, unser Schicksal zu erfüllen. Einige tun sich nur deshalb mit uns zusammen, um uns zu trösten und zu ermutigen, wenn die Zeiten schwierig und unruhig sind.

Jeder Mensch kann Kontakt zu seinen Geistführern aufnehmen. Seele-zu-Seele-Verbindungen finden ständig statt, doch die meisten von uns nehmen sie nicht als solche wahr. Wenn du zum Beispiel an einen verstorbenen geliebten Menschen denkst, nimmst du vermutlich – wie die meisten – an, dass dieser Gedanke seinen Ursprung bei dir hat. Viel wahrscheinlicher ist es jedoch, dass es *der geliebte Mensch* war, der dir – mithilfe deiner Geistführer – den Gedanken eingegeben hat. Eine Woche, nachdem meine Freundin Pam ihr neues Cabrio gekauft hatte, gestand sie mir: »Als ich den Wagen kaufte, dachte ich gar nicht bewusst an meine Tante Jean, obwohl sie im Laufe ihres Lebens mehrere dieser Autos besessen hatte. Inzwischen kann ich gar nicht mehr in mein Auto einsteigen, ohne an sie zu denken. Großartige Erinnerungen an sie, die jahrelang verschollen waren, durchströmen mich jedes Mal, wenn ich fahre. Ich weiß gar nicht, was mir besser gefällt: das Auto oder das Glück, das ich empfinde, wenn ich beim Fahren an Jean denke. Meinst du, ich wurde ohne mein Wissen beeinflusst, diesen Wagen zu kaufen?«

Ich bin sicher, du kannst dir vorstellen, welche Antwort ich Pam gab. Vor allem jedoch verstärkte dieses Gespräch meinen Wunsch, über Geistführer zu schreiben. Und natürlich war dieses Thema schon immer ein fester Bestandteil meines Lebens. Wenn ich über meinen Werdegang als Medium befragt werde, dann entgegne ich immer, dass die Geistführer entscheiden, wer mit mir Verbindung aufnimmt. Und wenn nach einem Vortrag Fragen gestellt werden, sind die häufigsten:

- *Hat jeder Mensch Geistführer?*
- *Kannst du mir sagen, wer mein Geistführer ist?*
- *Weißt du, wie mein Geistführer aussieht?*
- *Wie kann ich mit meinem Geistführer in Kontakt treten?*

Trotzdem bin ich lange Zeit nicht auf die Idee gekommen, ein Buch über Geistführer zu schreiben. Bis jetzt. Und falls du die

Antworten auf die oben gestellten Fragen wissen möchtest – sie lauten:

- Ja.
- Nein, das gehört zum persönlichen Teil deiner eigenen spirituellen Suche.
- Nein, das gehört zum persönlichen Teil deiner eigenen spirituellen Suche.
- Man braucht Übung, um die eigene Energie so weit anzuheben, dass man seinen Geistführern begegnen kann, und ich hoffe, dieses Buch wird dich dabei unterstützen.

Geistführer in geistigen Dimensionen

Ich persönlich definiere *Geistführer* als ein Team energetischer Wesen, die du vor deiner gegenwärtigen Inkarnation sorgfältig ausgewählt hast. Seinerseits hat sich dein *Geistführer-Team* einverstanden erklärt, dich zu führen. Diese Geistführer wohnen auf verschiedenen Ebenen und Dimensionen der geistigen Sphären und kommunizieren für gewöhnlich über Gedanken und Gefühle.

Es ist absolut denkbar, dass du für einen oder mehrere deiner Geistführer früher, als *sie* physische Form hatten und *du* in der geistigen Dimension wohntest, selbst ein Geistführer warst. Die Rollen werden im Laufe unserer Entwicklung immer wieder getauscht. Das erscheint absolut sinnvoll, insbesondere dann, wenn einer oder mehrere deiner jetzigen Geistführer Familienmitglieder sind, die auf eine höhere Ebene übergetreten sind. Bei Vorführungen erklären viele geliebte Verstorbene, die zu mir durchkommen, dass sie von der geistigen Seite aus viel besser helfen können, einen Menschen auf die richtige Bahn zu lenken, als von der irdischen Seite aus.

Kurz nachdem meine Mutter gestorben war, hatte ich mit dem Medium Brian Hurst, meinem Mentor, ein Reading, in dem er eine Botschaft meiner Mutter empfing. Darin erklärte sie ihm, dass sie jetzt für eine Zeit lang einer meiner Geistführer sein würde. »Warum?«, wollte ich von Brian wissen.

»Deine Mutter meint«, entgegnete er, »dass sie ihren Auftrag mit dir auf der Erde nicht ganz abschließen konnte. Es war ihr bestimmt, deine übersinnliche Entwicklung voranzubringen, aber zu Lebzeiten hat sie sich nicht richtig getraut. Jetzt will sie ihr Versprechen halten und dir von der geistigen Ebene aus helfen.«

Mit zunehmender Entwicklung meiner medialen Fähigkeiten konnte ich ihre Gegenwart spüren und wusste, dass sie wesentlichen Anteil an der Erweiterung meines spirituellen Bewusstseins hatte. Mit wachsender Sensitivität und gesteigertem Vertrauen in meine Intuition brauchte ich nur an meine Mutter zu denken, und sofort spürte ich einen kühlen Lufthauch in meinem Nacken oder nahm ihr Parfüm in der Luft wahr.

Ich erinnere mich an eine Gelegenheit, als ich mit einem Mietauto zu einer meiner Veranstaltungen unterwegs war und mich verfuhr. Das war noch, bevor es Navigationssysteme gab. Plötzlich überholte mich ein Lastwagen, auf dessen Plane mir der Schriftzug mit dem Namen meiner Mutter auffiel: *Regina*. Sofort wusste ich, dass sie mir ein Zeichen schickte. Ich vertraute darauf, dass ich den richtigen Weg finden würde, wenn ich dem Lastwagen folgte. Und so war es. Seither habe ich unendlich viele Zeichen meiner Mutter wahrgenommen, mit denen sie mir mitteilt, dass sie bei mir ist und mir helfen möchte.

Geliebte Verstorbene in der geistigen Welt möchten uns nur zu gerne helfen, wenn sie können. Wie meine Mutter machen sie sich auf eine Weise bemerkbar, die wir verstehen: durch Objekte wie Bilder, Schmuck und Andenken, durch Naturaspekte, die ihnen in ihrem irdischen Dasein etwas bedeuteten wie Vögel, Schmetterlinge und Blumen, oder indem sie ihren Namen auf Werbeplakaten, an Geschäften oder auf Straßenschildern zeigen. Du erkennst die Zeichen deiner Geistführer ganz leicht, indem du dir deine Umwelt bei allem, was dir tagsüber begegnet, bewusst machst.

Geistführer suchen die Zusammenarbeit mit uns auf der energetischen Ebene. Weil sie auf einer höheren Ebene in einer höheren Frequenz schwingen, müssen wir lernen, unser Energieniveau anzuheben, um ihre Botschaften zu erhalten. Im letzten Teil des Buches erkläre ich, wie man das macht. Wenn wir unser Energieniveau anheben, indem wir uns nach innen wenden, dann können wir unseren Geistführern in unserem normalen Bewusstseinszustand begegnen.

Die Geistführer wissen, dass es uns in unserem Alltagsbewusstsein schwerfallen kann, sie zu erkennen, deshalb kommen sie gerne in unseren Träumen zu uns. Sie erscheinen vielleicht als historische Figuren, als Fantasiegestalten oder sogar als Tiere. Wenn sie eine wichtige Botschaft übermitteln möchten, dann wirst du so lange wiederkehrende Träume haben, bis du verstanden hast, was sie dir zu sagen haben. Geliebte Verstorbene besuchen uns fast immer in unseren Träumen. Deshalb ist es gut, ein Traumtagebuch zu führen, damit wir uns an die Träume und die Mitteilungen erinnern, die unsere Geistführer und Liebsten uns wissen lassen möchten.

Um unsere Geistführer spüren zu können, müssen wir uns unserer selbst bewusst sein. Wie gesagt: Wir sind geistige Wesen, die Erfahrungen als Menschen sammeln. Wenn du also eine Verbindung zu deinen Geistführern herstellen möchtest, dann musst du es dir gestatten, der geistigen Welt zu vertrauen. Sobald du erst einmal begriffen hast, dass die geistigen Sphären nicht *da oben* sind, sondern dich überall umgeben, gibt es nichts mehr zu fürchten. Wir müssen unser Denken trainieren, damit wir bewusst Verbindung mit unseren Geistführern und geliebten Verstorbenen aufnehmen können. Indem wir lernen, mit unseren Geistführern zu interagieren, erlangen wir ein tieferes Bewusstsein von uns selbst und fühlen uns durch ihre Gesellschaft getröstet. Selbst wenn wir uns ihrer Gegenwart nicht bewusst sind – Geistführer sind immer bei uns, um uns zu unterstützen und zu beraten. Im Idealfall nehmen wir ihre Weisheit jedoch bewusst wahr, und das ist das Thema dieses Buches.

In diesem Buch wirst du erfahren, dass jeder von uns mehrere Geistführer hat. Es liegt ganz bei dir, ob du es für erforderlich hältst, alle deine Geistführer mit Namen, das Wesen ihres Beistands und die Art zu kennen, wie sie sich dir präsentieren. Auf jeden Fall *ist* es hilfreich, sich wenigstens einen deiner Geistführer mit seinem bevorzugten Namen und seiner bevorzugten Erscheinungsweise bewusst zu machen.

Irdische Geistführer

Wir meinen gerne, Geistführer müssten *immer* aus den geistigen Dimensionen kommen, aber das ist ein Irrtum. Geistführer können auch Menschen sein, die dir im Alltag begegnen wie Freunde, Nachbarn, Verwandte und oft sogar auch völlig Unbekannte. Irdische Geistführer sind sich dessen nicht bewusst, dass sie dir als Geistführer dienen. Aber ich bin davon überzeugt, dass eure Seelen vor ihrer physischen Inkarnation die Vereinbarung getroffen haben, sich gegenseitig zu unterstützen. Zum Beispiel könntest du eine zufällige Begegnung mit einer Person haben, die dich auf einen Aspekt aufmerksam macht, der dir sonst entgangen wäre. Vielleicht hat jemand im Vorübergehen eine Bemerkung gemacht, die dir geholfen hat, zu dem Menschen zu werden, der du heute bist. Dein Leben wäre ein vollkommen anderes, wenn du diesen Menschen nicht getroffen hättest. Oder du hast einen Kindheitsfreund, der dein Leben auf den Kopf stellt. Ich hatte dieses Glück.

Als ich acht Jahre alt war, war ich in meiner Nachbarschaft in der Mission unterwegs, so viele Abonnenten wie möglich für unsere Schulzeitung zu gewinnen. Ich war gerade dabei, die Straße zu überqueren, um das letzte Haus für diesen Tag zu erreichen, als ein roter Chevy auf mich zukam und direkt neben mir anhielt.

»Hallo, junger Mann!«, erschreckte mich die laute Stimme der Fahrerin. Als ich sie ansah, winkte sie mich zu sich heran: Sie war eine brünette Frau etwa im Alter meiner Mutter, die ich noch nie gesehen hatte. »Mein Name ist Connie Leif. Ich bin gerade erst hergezogen. Ich habe einen Sohn, der ungefähr in deinem Alter ist. Hättest du gerne einen neuen Spielkameraden?«

Connie wirkte so aufgeschlossen und freundlich auf mich, dass sie mir sofort gefiel. Die Wärme, die von ihr ausging, gab mir Sicherheit, und sie nahm mich ernst wie einen Erwachsenen. »Ja«, antwortete ich, »einen neuen Freund hätte ich schon gerne.«

»Sein Name ist Scott. Wir wohnen da vorne um die Ecke. Dieses Auto wird dort in der Einfahrt stehen. Ich freue mich auf deinen baldigen Besuch.« Connie trat aufs Gas, und weg war sie. Im Inneren ihres Autos konnte ich sie winken sehen. Ihre Fröhlichkeit war unwiderstehlich ansteckend.

Ihr Sohn Scott und ich wurden tatsächlich rasch unzertrennliche Spielgefährten. Das Seltsame daran war, dass ich ihn nicht nur zum Freund wollte, weil ich ihn nett fand, sondern auch, weil ich Connies Gesellschaft genoss. Mir kam es immer so vor, als sei sie aufrichtig an mir interessiert; sie überschüttete mich mit Zuspruch und war wie eine zweite Mutter für mich.

In meiner Kindheit verbrachte ich Stunden an ihrem Küchentisch im Gespräch über Leute, das Leben und seine Spielweise. Ich konnte mit ihr über alles sprechen. Im Rückblick ist mir klar, dass sie einer meiner Geistführer war. Ohne ihre Erkenntnisse und ihre Unterstützung hätte ich nie gelernt, an mich selbst zu glauben. Sie sagte immer: »Jamie, greif du nur immer schön nach den Sternen. Ich werde für dich da sein, um dich aufzufangen, wenn du fällst!«

Irdische Geistführer treten genau zum richtigen Zeitpunkt mit genau den richtigen Worten in dein Leben und üben eine bleibende Wirkung darauf aus. Manche Leute verwenden die Begriffe *Synchronizität* oder *Glücksfall*, um diese zufälligen Begegnungen zu benennen, die einen so tief greifenden Einfluss auf uns haben können. Ich selbst glaube nicht an Zufälle. Meiner Meinung nach kreuzen Menschen und Ereignisse deinen Weg in Übereinstimmung mit dem Plan, den du – mithilfe deiner Geistführer – vor deiner Inkarnation für dich entwickelt hast. Beschenkt bist du dann, wenn es dir gelingt, die Personen und Ereignisse, die dir begegnen, als das zu erkennen, was sie sind: Gelegenheiten, um zu lernen.

Geistführer sind ganz in unserer Nähe

Ob deine Geistführer nun physische Körper haben oder in geistigen Sphären zu Hause sind – du solltest dir klarmachen, dass sie alle nur aus einem einzigen Grund zusammenkommen: um deiner Reise in der physischen Dimension zum Erfolg zu verhelfen. Und was macht ein erfolgreiches irdisches Leben aus? Nun, diese Frage beantwortet jeder anders, und es ist deine Aufgabe, die für dich gültige Antwort herauszufinden. Alles, was in deinem Leben geschieht – deine Seelenlektionen –, ist Teil des göttlichen Plans für dein spirituelles Wachstum.

Unsere Seelenlektionen sind nicht immer leicht zu verstehen, denn die Erde ist nicht unbedingt ein einfacher Ort, um sich zurechtzufinden. Lernen soll auch gar nicht immer leichtfallen. Wenn dem so wäre, dann hätte es nur einen geringen Wert. Wir müssen uns daran erinnern, dass wir in allen Aspekten unseres Lebens geführt werden – angefangen bei entscheidenden Erfolgen und Feiern bis hin zu Enttäuschungen und Kümmernissen. Versuche dich in deinem Denken nicht ausschließlich auf das zu konzentrieren, was schiefgeht, und nimm die guten Dinge niemals als selbstverständlich hin. Manchmal verbergen sich hinter Ereignissen in unserem Leben, die wir als Scheitern oder Tragödie bewerten, große spirituelle Fortentwicklungen.

Alles, was wir tun, hat einen tieferen Sinn, auch wenn wir das zum betreffenden Zeitpunkt oft nicht erkennen können. Angenommen, du verschläfst eines Morgens und kommst zu spät zu einem Termin. Du bist wütend auf dich, weil du vergessen hast, dir einen Wecker zu stellen. Doch statt dich darüber aufzuregen, könntest du auch anders denken. Vielleicht wurde deine Verspätung aus spirituellen Gründen eingefädelt, um ein anderes Ereignis zu verhindern. So war es bei mir, als ich vor einigen Jahren im Omega Institut in Rhinebeck im Bundesstaat New York lehrte.

Nach meinem Vortrag trafen sich ein Mitarbeiter und ich mit einem gemeinsamen Freund zum Essen. Um zu dem Restaurant zu gelangen, mussten wir auf einer Brücke den Hudson überqueren. Bevor wir die Brücke erreichten, fasste ich in meine Tasche und bemerkte, dass ich mein Handy im Vortragsraum liegen gelassen hatte. Also kehrten wir um, um es zu holen. Als wir dann wieder auf dem Weg zum Restaurant waren, hatten wir etwa eine Viertelstunde Verspätung. Als wir erneut zur Brücke gelangten, war der Verkehr zum Erliegen gekommen. Sehen konnten wir nur die lange Kette roter Bremslichter. Während wir darauf warteten, dass es weiterging, hörten wir, dass sich in der Einfahrt zur Brücke ein schwerer Unfall ereignet hatte. Als wir uns erkundigten, wann das geschehen war, sagte man uns: *vor einer Viertelstunde.*

Hat es uns also das Leben gerettet, dass wir umkehren und mein Handy holen mussten? Hat mich ein Geistführer veranlasst, mein Telefon am Veranstaltungsort zu vergessen? Ich weiß es nicht. Doch ich bin sicher, dass es von einem spirituellen Standpunkt aus betrachtet zwar keine Zufälle, aber sehr wohl göttliche Interventionen gibt. Es war mir nicht bestimmt, zum besagten Zeitpunkt auf der Brücke zu sein, also hat vielleicht mein Geistführer mein Handeln beeinflusst. In diesem Leben werde ich die Frage vielleicht nie mit Sicherheit beantworten können, doch meine Intuition sagt mir, dass mein Geistführer eingegriffen hat. Was auf der Brücke geschah, war nicht Bestandteil meines Plans.

Ab dem Augenblick, in dem wir unseren ersten Atemzug machen, ist unser unsichtbares persönliches Unterstützerteam immer in unserer Nähe, um uns zu helfen und uns beizustehen. Selbst in den verzweifeltsten Augenblicken sind wir niemals allein. Du bist umgeben von Wesen, die dich ermutigen, aufzustehen und an dich zu glauben oder Aspekte deiner selbst zu finden, die dir bisher entgangen sind und deine Entschlossenheit stärken.

Wie lange bleiben unsere Geistführer bei uns?

Einige mir häufig gestellte Fragen lauten: *Wie oft tauschen unsere Geistführer ihre Rollen? Haben wir in aufeinanderfolgenden Leben dieselben Geistführer?* Weil sich unsere Seelenenergie ständig verändert, sich ausdehnt und Erfahrungen sammelt, verändern und entwickeln sich unsere Geistführer ebenfalls. Wie lange ein Geistführer bei uns bleibt, ist abhängig von der Seelenebene, auf der wir sind, und von den Lektionen, die wir lernen.

Ein universelles Gesetz ist jedoch immer gültig: Gleiches zieht Gleiches an. Die Geistführer, die du anlockst, handeln immer in Abstimmung mit deiner aktuellen Verständnisebene und mit dem Potenzial, dem du gerecht wirst. Weil das Leben die unterschiedlichsten Erfahrungen hervorbringt, stimmen sich deine Geistführer untereinander ab, um dafür zu sorgen, dass du deine *Hausaufgaben* machst. Je nachdem, welche Lektionen auf deinem Lehrplan stehen, werden einige Geistführer länger als für die Dauer eines Lebens bei dir bleiben, während andere – besonders spezialisierte Geistführer – vielleicht nur für eine bestimmte Aufgabe zu dir stoßen und dann wieder in den Hintergrund treten, sobald die Aufgabe bewältigt ist.

In dieser irdischen Welt beschäftigen wir Dienstleister, weil sie auf etwas Bestimmtes spezialisiert sind. Das Gleiche gilt auch für Geistführer. Jeder von ihnen hat sein Spezialgebiet, das er in unseren Dienst stellt; es könnte also sein, dass ein Geistführer eine bestimmte Fertigkeit erworben hat und sich deshalb zu dir hingezogen fühlt, weil er dich mit genau dieser Fertigkeit gerade unterstützen kann. Jede Vereinbarung ist genau auf den göttlichen Plan abgestimmt, den du für dieses Leben aufgestellt hast. Angenommen, du möchtest Klavier spielen. Vor dir liegt eine gewaltige Lernaufgabe: Du musst Noten lesen lernen, die Tastatur beherrschen, Fingersätze ausprobieren, das Timing üben, das Gehör bilden und so fort. Du vereinbarst Unterrichtsstunden mit einem Klavierlehrer. Gleichzeitig ziehst du auf der spirituellen Ebene Geistführer an, die auf diesem Gebiet bereits Meisterschaft erlangt haben, damit sie deine Fähigkeiten fördern können. Ist die Aufgabe geschafft, zieht sich der Geistführer ebenso zurück wie dein irdischer Lehrer, während du dich neuen Herausforderungen stellst.

Werden uns Geistführer zugeteilt?

Wenn sich eine Seele dazu entscheidet, in einer physischen Dimension zu inkarnieren, dann beginnt sie schon lange vorher mit den Vorbereitungen für ihren Aufenthalt. Die Seele erhält von göttlichen Wesen guten Rat und liebevolle Empfehlungen, die unter dem Namen *Ätherischer Rat* oder *die Ältesten* bekannt sind. Dieser Rat regelt, unterstützt und beeinflusst den Gesamtplan für die Entwicklung einer Seele auf der Erde. Diese hoch entwickelten Wesen haben ihre irdischen Inkarnationen abgeschlossen und die Rolle weiser Ratgeber für die noch in der Entwicklung befindlichen Seelen übernommen.

Als Erstes stellt der Ätherische Rat sicher, dass das Timing für eine Seele, die ein neues Leben in Angriff nehmen möchte, genau richtig ist. Er berücksichtigt die karmischen Verpflichtungen der Seele und ihre Lernstrukturen und sorgt für geeignete Gelegenheiten, die die Seele für ihre individuelle Entwicklung benötigt. In einer Meditation habe ich erfahren, dass mir vor meiner Inkarnation mehrere Geistführer zugeordnet wurden. Mir wurde erklärt, dass diese Geistführer gerne mit mir zusammenarbeiten wollten, um ihr eigenes Wachstum voranzubringen, indem sie ihr Wissen teilen und dabei helfen, durch mich auf andere Menschen Einfluss zu nehmen.

Der Ätherische Rat setzt sich aus hoch entwickelten Seelen zusammen, die ihre Weisheit und Erfahrung einbringen, um dir beim Entwerfen eines Plans für deine Inkarnation im Physischen zu helfen. Du darfst sie dir nicht als Richter oder typische

Autoritäten vorstellen. Sie sind Berater, dir nur dein Bestes im Sinn haben; denn was für dich am besten ist, ist für alle am besten. Die Ratsmitglieder helfen dir dabei, das Geistführer-Team zusammenzustellen, das dich bestmöglich bei der Erfüllung deines Plans unterstützt. Diesen Plan habt ihr gemeinsam entworfen, um der Entwicklung deiner Seele optimal zu dienen.

Ich begrüße die Unterstützung meiner Geistführer, weil sie vermitteln, zusammenwirken und mich hinsichtlich der möglichen Folgen meiner Entscheidungen beraten. Auf diese Weise warnen sie mich vor vielen physischen und psychischen Konsequenzen so mancher Situationen. Mit ihrer Unterstützung ist es mir möglich, anderen zu helfen.

Ein heiliger Vertrag

Es kann viele andere Gründe dafür geben, warum bestimmte Geistführer bei uns bleiben. Mit meinem menschlichen Gehirn bin ich leider nicht dazu fähig, die Einzelheiten voll und ganz zu verstehen. Doch aus meiner Arbeit mit der geistigen Welt schließe ich, dass es eine Übereinkunft zwischen allen beteiligten Parteien darüber gibt, mit jeder Inkarnation einen *heiligen Vertrag* zu erfüllen. Das Wort *heilig* bedeutet in diesem Zusammenhang *gesegnet* oder *ehrfürchtig*.

Unser heiliger Vertrag besteht aus Schicksalspunkten, also schicksalhaften Ereignissen, für das kommende Leben. Dabei handelt es sich um herausragende Gelegenheiten, die zu bestimmten Zeiten eintreffen und aus denen wir Nutzen ziehen können. Außerdem gibt es viele Seelenlektionen, die in früheren Versuchen nicht erfolgreich abgeschlossen wurden und im Plan für die bevorstehende Inkarnation so berücksichtigt sind, dass sie dieses Mal zu einem glücklichen Ende gebracht werden können. Dabei stehen uns unsere Geistführer hilfreich zur Seite. Sie unterstützen uns dabei, diese schicksalhaften Begebenheiten zu erkennen, und ermutigen uns dazu, die Gelegenheit durch unseren freien Willen und das Vertrauen in uns selbst zu ergreifen, um daraus zu lernen und daran zu wachsen.

Die Zusammenarbeit mit den Geistführern ist für beide Seiten von Vorteil, denn indem dich deine Geistführer in deinem Leben unterstützen, werden auch sie in ihrem Wachstum gefördert. Ob inkarniert oder nicht – das Ziel aller ist es, sich spirituell weiterzuentwickeln. Sobald eine Einigung über einen Plan erfolgt ist, helfen deine Geistführer dir und deiner Seelenfamilie dabei festzulegen, welche Rollen ihr alle während deiner bevorstehenden Inkarnation übernehmt. Die Rollenwahl wird durch zahlreiche Faktoren beeinflusst, der vorrangige Grund ist jedoch die Erfüllung karmischer Verpflichtungen, während zugleich ein Umfeld für das Wachstum und die Entwicklung der beteiligten Seelen geschaffen wird. Es wäre natürlich ideal, wenn sich dein Plan ausschließlich auf die Entwicklung deiner Seele konzentrieren könnte. Doch auch Karma, also das Gesetz von Ursache und Wirkung, hat eine wichtige Bedeutung, denn mit deinen Worten und Taten in früheren Leben nimmst du Einfluss auf deine künftigen Leben. Je bewusster du auf die Weisheit deiner Geistführer zurückgreifst, desto weniger Karma erschaffst du, das dann wieder in späteren Lebensplänen berücksichtigt werden muss. Die Besetzung der Rollen – seien es Mutter, Vater, Geschwister, Ehegatten und Kinder – erfolgt für gewöhnlich aus der eigenen Seelenfamilie. Auch hierbei handelt es sich wieder um eine gegenseitige Übereinkunft, die für alle von Vorteil ist. Allerdings ist für dein Vorankommen in einer Inkarnation gelegentlich auch eine Seele erforderlich, die nicht aus deiner Seelenfamilie stammt.

Mein Ehemann Brian unterzog sich, lange bevor wir uns kennenlernten, einmal einer medialen Beratung. Das Medium sagte ihm, sie habe nur selten Klienten wie ihn mit einer, wie sie es nannte, »Einzelgängerseele«. Sie erklärte ihm, dass eine Einzelgängerseele nicht zu einer Seelenfamilie gehört, sondern frei und ungebunden ist, um Rollen in den Inkarnationen anderer Seelen zu übernehmen. Eine Einzelgängerseele hat Eigenschaften, die es in bestehenden Seelenfamilien nicht gibt. Damals begriff Brian noch nicht, was diese Zusammenhänge bedeuten, doch als er mir Jahre später davon erzählte, empfand ich sie als absolut einleuchtend. Ich glaube, die Geistführer in meinem Geistführer-Team hatten spezielle Pläne für mich und brauchten jemanden, der die Rolle des Gefährten übernehmen und meine Bedürfnisse als in der Öffentlichkeit stehender spiritueller Lehrer bedienen konnte. Und es hat geklappt, denn ich kann dir sagen, dass du dieses Buch mit meinem Namen auf dem Umschlag ohne Brian in meinem Leben nicht lesen würdest.

Falls eine Seele sich entscheidet, ihr Vorgehen während ihres Aufenthalts auf der Erde zu ändern, gibt es dafür immer Raum. Geistführer auf der höchsten Ebene betreuen nicht nur einzelne Seelen, sondern ganze Seelengruppen. Deshalb haben viele von uns, die sich in einer Gruppe wie etwa einer Familie befinden, einen gemeinsamen Geistführer. Außerdem gibt es im beruflichen Umfeld, in der Schule oder für bestimmte Aktivitäten gemeinsame Geistführer-Teams. Als ich mich in einer Arbeitsgruppe mit anderen Medien befand, wurden wir von einem Geistführer-Team unterstützt, das uns half, unsere übersinnlichen Fähigkeiten zu steigern.

Vergiss nicht, dass ein heiliger Vertrag eine Mission in Gang setzt, in der Seelen zusammenkommen, damit wir auf unserer Reise bestimmte Augenblicke durchleben können. Nicht nur wir selbst, sondern auch andere, von denen wir manche vielleicht gar nicht kennen, lernen dabei größeres Bewusstsein, besseres Verständnis und tiefere Liebe. Die Verbindungen, die zwischen uns existieren, zu verstehen, geht weit über unseren irdischen Verstand hinaus.

Geistführer lernen immer

Die Vorstellung, dass wir ausgelernt haben, wenn unsere Seelen in die geistige Welt zurückgekehrt sind, ist falsch. Nichts könnte weiter von der Wahrheit entfernt sein. Geistführer in der geistigen Welt hören niemals auf, zu lernen. Indem sie uns in bestimmten Schlüsselmomenten beeinflussen, lernen sie, über sich selbst hinauszuwachsen und sich zu Lehrern zu entwickeln.

Bis Seelen eine höhere Ebene spirituellen Bewusstseins erreichen, haben sie sich mit ihren Fähigkeiten in der geistigen Welt bereits einen Namen gemacht. Als Geistführer werden ihnen »berufliche« Pflichten übertragen, die mit ihren Fähigkeiten übereinstimmen. Es gibt unendlich viele verschiedene Herangehensweisen an das Lernen. Schließlich erreichen wir mit dem Erlangen spirituellen Heilseins alle das gleiche Ziel.

Meiner Meinung nach ist die Erde eine von vielen Schulen, die aus Orten, Räumen, Galaxien und Dimensionen bestehen. Sie ist reich an Gelegenheiten und vorübergehendes Zuhause für eine Fülle fortgeschrittener und junger Seelen und für alle, die irgendwo dazwischen sind. Unser irdisches Umfeld umfasst die unterschiedlichsten Glaubenssysteme, Archetypen und Muster, die Seelen Prüfungen auferlegen und sie schließlich vorankommen lassen. Auch wenn unsere Geistführer hoch entwickelte Wesen sind – sie wollen immer noch mehr lernen. Glaub es oder nicht, aber in bestimmten Situationen kann ein Geistführer mehr von dir lernen als du von ihm.

2. Kapitel

Wo Geistführer wohnen

Bei einer Gelegenheit habe ich die geistige Welt gebeten, mir die Erde aus ihrer Perspektive zu beschreiben, und ihre Antwort verschlägt mir noch immer den Atem: *James, deine Welt ist nichts als ein Sandkorn am Strand verglichen mit den ungeheuerlichen Ausmaßen der Sphären, Ebenen, Universen und Welten innerhalb der Welten.* Solange wir diese Information mit unserem menschlichen Gehirn verarbeiten, ist sie für uns unbegreiflich, und ich möchte, dass du diese Tatsache im Hinterkopf behältst, wenn du versuchst, dir die verschiedenen Ebenen und Welten vorzustellen, die von den Geistführern bewohnt werden.

Als ich anfing, meine medialen Fähigkeiten zu entwickeln, hatte ich einen Traum, an den ich mich bis zum heutigen Tag erinnere. Die Geistwesen übermittelten mir die Grundrisse ihrer Welten auf eine Weise, von der sie annahmen, mein menschlicher Verstand könne sie erfassen. Das Modell glich eindeutig einer auf dem Kopf stehenden Pyramide. Stell dir eine umgedrehte Nahrungspyramide vor. An der unteren Spitze befand sich menschliches Leben und alles, das im Zusammenhang mit unserer Erde steht. Darüber waren die unsichtbaren Ebenen zu sehen, auf denen Geistwesen und Geistführer zu Hause sind. Über diesen Ebenen fanden sich höhere Geistführer und darüber wiederum Propheten, aufgestiegene Meister und Engelwesen. Je höher hinauf man in der umgekehrten Pyramide gelangt, desto ausgedehnter stellt sich das Netzwerk der Welten in den Welten dar. Und es ist wichtig zu begreifen, dass die einzelnen Ebenen nicht klar umrissen und voneinander abgegrenzt sind, wie wir uns das mit unserem irdischen Verstand vorstellen, vielmehr gehen sie fast unmerklich ineinander über.

Wenn ich von einem »ausgedehnten Netzwerk« spreche, dann meine ich die unendliche Zahl schwingender Dimensionen und Reiche, die für Menschen unsichtbar sind. Für die Geistwesen, die sie bewohnen, sind diese Reiche sehr real und substanziell. Jedes Wesen befindet sich auf einer Ebene dieser Pyramide, abhängig davon, wie gut es seine spirituellen Lektionen gelernt hat. Um die höheren Ebenen zu erreichen, geben die Seelen alle irdischen Ambitionen und Wünsche auf, schließen ihre Seelenlektionen ab und sind eins mit der Quellenergie.

Wegen der komplizierten Beschaffenheit dieser Welt innerhalb der Welten gibt es eigens Geistführer, die mit der Erde vertraut sind und ein besonderes Studium gemeistert haben, andere sind mit Welten befasst, die wir nicht nachvollziehen können, und einige Spezialisten unter den Geistwesen wirken von einer höheren, von ätherischen Vibrationen erfüllten Intelligenzebene auf uns ein.

Die Reiche

Weil du diese Reise auf dich nimmst, möchte ich, dass du ein paar Grundlagen in spiritueller Geografie kennenlernst, damit du die Welten, die dich umgeben, besser verstehst. Es folgt eine knappe Aufschlüsselung der wichtigsten Geistebenen, wie ich sie kenne. Dieser kurze Einblick ist lediglich die allerkleinste Spitze des Eisbergs. Es gibt unzählige Ebenen und Räume der Existenz. Zum leichteren Verständnis dieser Reiche solltest du dir klarmachen, dass ich nicht über einen Ort spreche, sondern vielmehr über eine Bewusstseinsebene oder -sphäre, auf der ein Aspekt deiner Seele und ein Geistführer, der auf diesen Aspekt eingestimmt ist, zusammenkommen.

Am besten gefällt es mir, die geistigen Dimensionen mit den vielen Zimmern in einem Haus zu vergleichen. So bereitet man das Essen zwar in der Küche zu, verspeist es jedoch im Esszimmer. Am Ende des Tages verlässt man das Wohnzimmer und geht die Treppe ins Schlafzimmer hinauf. Auch wenn jeder Raum eine eigene unabhängige Einheit darstellt, befindet man sich dennoch immer im gleichen Haus. Alles ist Bestandteil der gleichen Struktur unter dem gleichen Dach. Jede Dimension ist in einzigartiger Weise individuell und trotzdem Teil des Einen.

Die physische Dimension

Die physische Dimension, das heißt unser Universum, ist ein Ort der *Form*, und sie befindet sich am unteren Ende der umgekehrten Pyramide. Doch unser Universum ist keinesfalls die einzige physische Dimension, auf der wir grundlegendes Bewusstsein erlernen. In unserer Rolle als Menschen haben wir uns entschieden, mit einem Aspekt unserer Seele diese »irdische« Erfahrung zu machen, während andere Aspekte unserer Seele zugleich in anderen physischen und spirituellen Dimensionen unterwegs sind. Du darfst nicht vergessen: Lineare Zeit gibt es nicht. Die Vorstellung einer linearen Zeit ist für das menschliche Funktionieren erforderlich, aber sie ist eine

Illusion. Alle deine »vergangenen« und deine »zukünftigen« Leben ereignen sich jetzt. Etwas anderes als »jetzt« gibt es nicht. Über nichts sonst als über dieses »jetzt« hast du Macht. Die Vergangenheit kannst du nicht ändern, und auf die Zukunft kannst du nur jetzt Einfluss nehmen.

Auch wenn du eine ätherische Seele bist – die irdische Welt wird vom Ego beziehungsweise von einem niedereren Denken regiert, und du hast bereitwillig darauf verzichtet, dich an dein göttliches Erbe zu erinnern. Aber warum? Seelen lassen sich auf diese dichte unbequeme materielle Welt ein, um ihr Bewusstsein durch das Erleben verschiedener Erfahrungen wie Angst, Einsamkeit und Ausgrenzung zu entwickeln – Erfahrungen, die ihnen in anderen Reichen nicht zur Verfügung stehen. Aber wir sind nie allein. Wir haben unsere Geistführer und unsere Seelenfamilie, die uns unentwegt ermutigen, während wir diese Schule namens Erde durchlaufen. Unsere Seelenfamilie setzt sich jedoch nicht immer nur aus Menschen zusammen.

Tiere als Geistführer

Auf der physischen Ebene können uns Geistführer auch in Gestalt von Tieren begegnen. Wir alle kennen Diensthunde für Behinderte, Hunde, die Bomben riechen und uns etwa auf Flughäfen beschützen, therapeutische Hunde und Katzen in Krankenhäusern und Altersheimen und all die anderen Unterstützer aus dem Tierreich auf diesem Planeten. Betrachte Tiere im Vergleich zu Menschen niemals als niedrigere Lebewesen; oftmals sind sie hoch entwickelte Wesen. Die meisten Leute mögen Haustiere, weil sie uns bedingungslos ihre Liebe schenken. Auch wenn das zutreffen mag – ich finde, das Beste an Tieren ist, dass sie *in uns* bedingungslose Liebe aktivieren.

Wilde Tiere dienen jenen als Geistführer, denen sie etwas bedeuten. Mitarbeiter in Zoos, Tierexperten wie Jane Goodall, Jack Hanna oder Jeff Corwin und alle, die sich für den Schutz von Tieren einsetzen, bringen immer wieder zum Ausdruck, wie viel sie von den Tieren, für die sie gesorgt und die sie geliebt haben, über sich selbst lernen durften. Tiere können uns nicht nur etwas über unsere physische Umgebung beibringen, sondern auch etwas über unser menschliches Potenzial.

Zwischen 2002 und 2003 hatte ich eine tägliche Talkshow namens »Beyond«, die über mehrere Kanäle ausgestrahlt wurde. Das war eine wunderbare Erfahrung, und ich war dankbar für die Gelegenheit, meine Überzeugungen über den Tod und die andere Seite mit einem großen Publikum teilen zu können.

In einem meiner liebsten Readings während der Show ging es um ein Haustier. »Jemand im Publikum hat eine Hündin verloren – sie musste eingeschläfert werden. Es war ein Schäferhund.«

Ein junger Mann namens David stand auf und bestätigte die Information. »Sie kommt direkt auf dich zu und springt an dir hoch«, erklärte ich mit einem Lächeln.

Ich konnte sehen, dass einige im Publikum um Luft rangen. »Die Hündin war äußerst wertschätzend. Sie vermisst die Autofahrten.« Der junge Mann nickte.

»Ursprünglich hast du sie als Wachhund angeschafft, aber das hat nicht geklappt.« Das Publikum lachte, während David meine Feststellung lächelnd bestätigte. »Ich will sagen, das Tier wusste alles zu schätzen, was du für es getan hast. Sie hatte Schmerzen. Ihre Hinterbeine waren nicht gut. Die letzten Monate musstest du sie umhertragen.«

»Ich weiß«, fuhr ich fort, »dass du heute eigentlich gar nicht hier sein wolltest. Aber darf ich sagen, dass du meiner Meinung nach hierhergeführt wurdest?« Davids Blick wanderte nach oben an die Decke in dem Versuch, seine Gefühle unter Kontrolle zu bekommen. »Die Hündin sitzt seit Beginn der Show auf deinem Schoß. Sie ist sehr klug und liebt dich. Sie möchte sich bei dir dafür bedanken, dass du die richtige Entscheidung für sie getroffen hast.«

Nach der Show wurde David von der Gastgeberin Lisa Canning befragt: »David, kam es dir merkwürdig vor, dass deine Hündin aufgetaucht ist?«

David zeigte Lisa ein Foto seiner Hündin, das er immer bei sich trug. »Nein, nicht wirklich«, lautete seine Antwort. »Zwischen mir und meiner Hündin gab es ein starkes Band. Ihre Hinterbeine machten nicht mehr mit, und ich musste sie einschläfern lassen. Es war die bisher schwerste Entscheidung, die ich in meinem Leben treffen musste. Nachdem ich alles gehört habe, was James gesagt hat, glaube ich, dass mich die Hündin selbst hierhergeführt hat. Ich werde die Show niemals vergessen.«

Zu meinen persönlichen Erinnerungen gehört ebenfalls eine Geschichte über eine Hündin. Sie hat mich gerettet, und ich bin sicher, dass meine Geistführer eingegriffen und sie mir geschickt haben. Es war im Frühjahr 2010, als ich mit dem Wagen durch San Diego fuhr. Als ich an einer Ampel halten musste, beobachtete ich ein junges Mädchen auf dem Bürgersteig, das versuchte, einen lebhaften jungen Hund in Zaum zu halten. Als die Ampel umschaltete und ich hätte losfahren können, entkam der Hund dem Griff des Mädchens und schoss auf die Straße. Ich hatte die Geschehnisse beobachtet und blieb deshalb einfach stehen, wo ich war. Leider lenkte der Fahrer mir gegenüber sein Fahrzeug auf die Kreuzung und überfuhr den Hund. Niemals zuvor hatte ich so etwas mit ansehen müssen, und hier hatte ich gleich einen Platz in der ersten Reihe.

Ich sprang aus dem Auto und lief zu dem Hund, der vor Schmerzen jaulte. Das Mädchen und ihre Mutter kamen und hoben den Hund auf. Hinter mir hupten die wartenden Fahrzeuge, also stieg ich wieder ein, fuhr über die Kreuzung und blieb in einer Einfahrt stehen. Als ich wieder vor Ort war, kümmerte sich bereits eine Polizistin um die verzweifelten Eigentümer des Hundes. Sie blickte zu mir, und noch bevor ich die Frage stellen konnte, schüttelte sie den Kopf. Nein, der Hund hatte nicht überlebt. Schockiert machte ich mich auf den Heimweg.

Vor meinem inneren Auge lief die Szene in einer Endlosschleife wieder und wieder ab. Eine Woche lang konnte ich mich tagsüber auf nichts konzentrieren und nachts nicht richtig schlafen. Eines Nachts teilte mir einer meiner Geistführer mit, dass Hilfe für mich auf dem Weg war. Ich wurde angewiesen, zu dem Tierheim zu gehen, aus dem Brian und ich erst vor wenigen Monaten unseren Hund Boo Radley geholt hatten. Ein Hund dort würde mich heilen.

Wir fuhren in das Tierheim, und ich ging die Zwinger auf der Suche nach dem Hund, der mich heilen sollte, einen nach dem anderen durch. Ich war davon überzeugt, dass ich ihn erkennen würde, sobald ich ihn sah. Ich hatte den Hundebereich des Tierheims vollständig abgesucht, konnte aber zu keinem der Hunde eine Verbindung herstellen. Ich saß in der Eingangshalle und ließ den Kopf hängen. Ich war mir sicher, dass ich mich auf meinen Traum verlassen konnte. Bevor wir aufbrachen, warf ich noch einmal einen Blick zurück zu den Zwingern und sah ganz hinten im allerletzten ein weißes Gesicht. Der Zwinger war zuvor leer gewesen. Ich ging zurück und sah ein weißes Jack-Russell-Mädchen mit einem schwarz gepunkteten und einem ganz schwarzen Ohr. Als ich zu ihr trat, warf sie sich auf den Rücken und zeigte mir ihren schwarz gepunkteten Bauch. Ich wusste sofort, dass diese Hündin die mir zugeteilte Heilerin war.

Wir nahmen sie mit und hatten sofort eine tiefe Verbindung zueinander. Da Brian den Namen Boo Radley ausgewählt hatte, war ich nun an der Reihe. Mir fielen ein paar Namen ein, aber keiner von ihnen schien mir der richtige zu sein. Am nächsten Tag erschien mir in der Meditation ein weibliches Geistwesen, das sich mir als meine Großtante vorstellte und mir sagte, dass wir uns im Physischen nie begegnet waren. Sie erklärte mir, mein Hund solle Maisey Mae heißen. Und so geschah es. Maisey Mae wurde mein Engel, meine Beschützerin und meine Heilerin, die mir meine Geistführer geschickt hatten, als ich gerade Hilfe brauchte.

Außer Tieren gibt es in der Natur auch Geistführer, die als Beschützer der Erdelemente dienen. Zu ihnen gehört das halb göttliche Königreich mit Elfen, überirdischen Wesen, Nymphen, Zwergen und anderen. Diese Wesen sind keine Fantasieprodukte. Naturgeister sind real, und sie bewohnen Wälder, Berge, Meere, Flüsse und die Luft, die wir atmen. Wenn du dein Bewusstsein und deine Sensitivität entwickelst, kannst du Wesen spüren, die sich in Gärten, Parks, auf Wildwechseln und in allen natürlichen Umgebungen aufhalten. Wenn diese Geistführer verhindern wollen, dass du bestimmte Bereiche betrittst, fühlst du dich veranlasst, die Richtung zu wechseln. Es liegt an uns, auf die subtilen intuitiven Botschaften zu achten, die uns Naturgeister übermitteln.

Ich unterhalte mich oft mit den Naturgeistern in meinem Garten, insbesondere nach einer anstrengenden Tour. Sie helfen mir, all die fragmentierte Energie abzustreifen, die ich aufgenommen habe, und führen mich zurück in meine Mitte. Vielleicht weißt du nicht, dass ich, wäre ich nicht dazu aufgefordert worden, mein Talent für Vorträge und das Schreiben einzusetzen, am liebsten Landschaftsgärtner geworden wäre. Ich verbringe Stunden damit, Pflanzen zu bewässern und umzutopfen – das ist für mich eine Form von Meditation. Kürzlich bin ich von dem Haus, in dem ich 17 Jahre lang gewohnt habe, eine Stunde weiter nach Süden gezogen. Ich hatte den unansehnlichen Hof des vorherigen Hauses in einen wunderschönen Garten verwandelt, und jetzt habe ich die Gelegenheit, es noch einmal zu tun. Die Naturgeister sind so glücklich und dankbar, wenn du in den Ort, an dem sie wohnen, ein wenig Liebe und Aufmerksamkeit investierst. Geistwesen wirken Hand in Hand mit dem halb göttlichen Königreich, um Lebewesen durch Pflanzen, Blumen, Schmetterlinge, Vögel und Bäume Nachrichten zu übermitteln. Deshalb ist es unverzichtbar, für die Gesundheit deines Naturraums zu sorgen.

Dein Geistführer-Team ist immer in Bereitschaft, um die höheren Elemente der Weisheit durch dein höheres Selbst in dein menschliches Bewusstsein zu tragen. Dein höheres Selbst ist der großartigste Aspekt deiner Seele. Es ist deine Brücke zu den höheren Reichen. Als du deiner Inkarnation zugestimmt hast, hast du es in dem Wissen getan, dass das Bewusstsein deines wahren Selbst neu auf die physische Dimension ausgerichtet wird. Damit du frei navigieren kannst, muss das so sein. Aber mach dir klar, dass die Essenz deiner Seele aus ebenso vielen Farben, Schattierungen, Farbtönen und -abstufungen wie ein Regenbogen besteht und dein wahres Selbst auf allen spirituellen Ebenen zu Hause ist.

Die astrale Dimension

Viele haben schon einmal von außerkörperlichen Erfahrungen oder Nahtod-Erlebnissen gehört. Menschen, die etwas Derartiges schon erlebt haben, erzählen oft davon, wie es sich angefühlt hat, den Körper zu verlassen und sich auf ein wunderschönes weißes Licht hinzubewegen. Die Beschreibungen dieser

Erfahrungen haben vielen Menschen geholfen, den Tod als Übergang von einem Seinszustand in einen anderen zu begreifen. Unsere Seele kann nicht zerstört werden; sie ist heil(ig), vollkommen und unsterblich. Folglich, und das habe ich einem weltweiten Publikum immer wieder erklärt, gibt es keinen Tod. Mit dem Tod wird der menschliche Körper freigegeben, und die Seele kehrt in die astrale Dimension zurück.

Die astrale Welt sieht ähnlich wie unsere physische Welt aus; sie setzt sich aus verschiedenen Königreichen, Ländern, Ebenen und Punkten im Raum zusammen, die von einer Vielzahl von Seelen mit unterschiedlichen Glaubenssystemen bewohnt wird. Auch wenn die astrale Energie leichter und feiner ist als die in der Menschenwelt, so gibt es doch physische Gemeinsamkeiten wie Häuser, Parks, Schulen, Gärten, Straßen oder Denkmäler. In der astralen Welt erkennen wir, dass unsere Körper lediglich Hüllen für unsere Seelen sind. Krankheit und Altern spielen keine Rolle mehr; wir fühlen uns wieder jung und lebendig. Auf dieser Ebene werden wir mit unseren verstorbenen Familienmitgliedern, mit Freunden, Haustieren und den Geistführern, die uns im zurückliegenden Leben gedient haben, wiedervereint.

Viele wissen es nicht, aber im Traum reisen wir oft in die astrale Welt. Meinen Zuhörern erkläre ich immer wieder, dass geliebte Menschen, denen wir in unseren Träumen begegnen, nicht zu uns »herunterkommen«; vielmehr besuchen wir sie in der astralen Dimension. Weil diese Dimension mit einer sehr hohen Frequenz vibriert – mit der Geschwindigkeit der Gedanken –, ist es unnötig, mit Worten zu kommunizieren. Tatsächlich materialisieren sich Gedanken, und jeder weiß, was du denkst, ob es dir nun gefällt oder nicht.

Die ätherische Dimension

Sobald sich die Seele an einen neuen Lebenszustand gewöhnt und die zahlreichen Schichten des astralen Reiches durchlaufen hat, spürt sie schließlich eine innere Aufforderung, ihr Wissen zu erweitern und sich auf eine neue Bewusstseinsebene zu begeben, die als ätherisches Reich bezeichnet wird. In esoterischen Weisheitsschulen geht man davon aus, dass die Seele, die ihr Bewusstsein auf die ätherische Ebene richtet, einen *zweiten Tod* stirbt. Sie streift jegliche verbliebenen irdischen Eigenschaften ab, um in diese höhere spirituelle Sphäre aufzusteigen – die erste im eigentlichen Sinne himmlische Welt.

Im Laufe der Jahre fragten mich einzelne Personen aus dem Publikum immer wieder, warum sie keine Botschaften von ihren Verstorbenen mehr empfangen. Ich vermute, es liegt daran, dass sie einen höheren Ausdruck erreicht haben und in die ätherische Ebene aufgestiegen sind.

Einmal zeigte mir der allumfassende Geist ein Bild, das die ätherische Dimension darstellt. Es waren Töne, die Farben und Struktur aufwiesen und in unterschiedlichen Geschwindigkeiten vibrierten. Ich konnte erkennen, dass die Töne etwas zu bedeuten hatten, aber ihr Sinn war jenseits meines Vorstellungsvermögens. Wenn die Erde die Dimension der Worte und das astrale Reich die Dimension der Gedanken ist, dann ist die ätherische Welt die Dimension der Symbole. Wenn unsere Gedanken, Worte und Taten sich aus Farben und Strukturen zusammensetzen und wir jeden Tag etwas Neues hinzufügen, dann müssen wir auf unser Denken und auf unseren Selbstausdruck achten. Sobald wir im ätherischen Reich eintreffen, werden wir die volle Wirkung unseres irdischen Daseins zu spüren bekommen.

Die spirituelle Dimension

Sie ist es, die Menschen für den Himmel halten, einen Ort unendlicher Schönheit und Kreativität, an dem sich all die unterschiedlichen Schichten unserer Glaubenssysteme zu einer einzigen vereinigen. Die spirituelle Dimension ist die Ebene der größten Denker und Philosophen. Geistwesen in dieser Dimension befinden sich alle auf der gleichen Ebene spirituellen Verständnisses und spiritueller Weisheit; sie leben in vollkommener Freude und Harmonie als reines Licht und pure Liebe miteinander.

Farben spielen in der spirituellen Dimension eine besondere Rolle. Erinnere dich an die Verfilmung des Kinderbuchs »Der Zauberer von Oz«. Die ersten zehn Minuten sind schwarz-weiß gedreht, doch sobald Dorothy in Oz landet und die Tür ihres Zimmers öffnet, betritt sie das lebhaft farbige Land des gelben Ziegelsteinwegs. Auf ähnliche Weise unterscheidet sich auch die irdische Ebene von der spirituellen Dimension. In der spirituellen Dimension sind die Farbwellen so hell und umfassend, dass sie vor Vielschichtigkeit und Klarheit schier platzen. Auf der Erde ist die Vielfalt der Farben äußerst beschränkt, in der spirituellen Dimension hingegen potenzieren sich die Farbwellen gegenseitig, laden energetisch alles auf, transformieren und verschönern es.

Beispielsweise könnte ein Regenbogen ein Tal mit einer seiner Farben berühren und es unmittelbar mit dieser wunderbaren Farbe, ihren Gefühlen und ihrer Harmonie erfüllen. In der spirituellen Dimension ist alles von einem leuchtenden Licht durchdrungen. Stell dir Räume ohne Wände und Decken vor – umhüllt nur von diesem strahlenden Licht.

In der spirituellen Dimension treffen sich fortgeschrittene Seelen, um höhere Formen von Kreativität, Philosophie und dem Dienst an anderen zu diskutieren. Das Denken wird erhöht, um eine gesteigerte Wahrnehmung von Schönheit zu erfahren. Jede Seele empfindet die Einheit mit der einen Quelle. Es herrscht ein Gefühl von Freiheit, weil sich alle Seelen gegenseitig helfen und fördern.

Der Level an spiritueller Entwicklung ist hier sehr hoch, und wenn Seelen dieser Dimension sich zu einer Inkarnation entschließen, dann bringen sie den Einfluss dieser spirituellen Ebene mit. Sie sind unsere spirituellen Lehrer.

Die himmlische Dimension

Oft auch als das Reich der Engel bezeichnet, ist die himmlische Dimension die Ebene, auf der die Seelen begreifen, dass sie ein Sinnbild des großen kreativen Lichts und ein Gefäß der göttlichen Liebe sind. Nur Seelen höchster Güte und Charakterstärke erreichen diese Dimension. Geistwesen dieser Ebene verfügen über vollkommenes Bewusstsein.

Die himmlische Dimension ist die Domäne der aufgestiegenen Meister, Avatare und Erzengel – jener, die die Welt des Egos und des materiellen Verlangens gemeistert haben. Die Seelen von Menschen wie die des Heiligen Franziskus von Assisi, von Lao Tze, Mahatma Gandhi oder Nelson Mandela wohnen auf dieser Ebene. Aufgestiegene Meister sind jene, die im Laufe ihres irdischen Daseins bedingungslose Liebe bewiesen haben und nicht mehr als persönliche Geistführer Einzelnen dienen, sondern stattdessen auf eine Vielzahl von Seelen Einfluss nehmen.

Avatare wie Jesus und Buddha nutzen alle Religionen, um Frieden und Einheit zu schaffen. Auch wenn sie als einzelne Individuen verehrt werden, so sind sie doch Symbole der einen

Quelle, zu der wir alle gehören. Es ist *äußerst wichtig*, zu begreifen, dass diesen Figuren zwar tiefe Verehrung entgegengebracht wird, dass sie aber dennoch nicht von dir getrennt, sondern ein Teil von dir sind. Alle Manifestationen auf der himmlischen Ebene des Lebens stammen direkt aus dem großen Geist oder der einen Quelle.

Das himmlische Reich ist weit jenseits menschlichen Vorstellungsvermögens, denn alles existiert als Energiewellen, die direkt mit der Zuneigung korrespondieren, die alle füreinander empfinden. Blumen beispielsweise sieht man nicht einfach nur; man feiert sie für ihre Schönheit und ihren Wohlgeruch, der die Atmosphäre bereichert. Sie sind von vollkommenen musikalischen Harmonien umgeben, die in direkter Beziehung zu ihren Farben stehen. Alles vereinigt sich zu göttlichem Licht, *alles ist eins*.

Geistwesen auf dieser Ebene kennen die Prozesse für die Erschaffung dessen, was wir als *Realität* bezeichnen. Alles wird unter den Meistern und Bewahrern dieser Welt geteilt. Es ist, als spiele ein göttliches Orchester und als würden die Farben besonderer Geistesgrößen zur Freude und Erleuchtung aller mit den Farben der Klänge zu einer vollkommenen Einheit verschmelzen. Kreative Anstrengungen bedeuten hier nicht das, was wir in der physischen Welt darunter verstehen. Auf der himmlischen Ebene ist die Energie von Liebe und Licht in allem.

Wie Geistführer uns beeinflussen

Geistführer werden uns zur Seite gestellt und spielen eine wichtige Rolle in unserem Alltag. Meiner Meinung nach ist unser angeborener Drang, mit unseren Geistführern zu kommunizieren, tatsächlich der Ausdruck unseres Bedürfnisses, uns selbst besser zu kennen und zu verstehen.

Während eines meiner Workshops vor mehreren Jahren bat ich meine Geistführer, mir zu zeigen, wie sie uns mit ihrer Weisheit der höheren geistigen Ebenen inspirieren. Sie zeigten mir die Vision eines Wasserfalls; doch statt Wasser stürzten wunderbare Farben direkt aus dem Himmel in die Tiefe. Die Farben brachen in kleine Tropfen auf und salbten unsere Köpfe. Seither frage ich mich, ob hinter diesem Bild vielleicht der Ursprung der Taufe so vieler Religionen steckt. Bis zum heutigen Tag nutze ich in meinen täglichen Meditationen Bilder mit farbigem Wasser.

Die Lichtwesen von den höheren Ebenen verströmen Weisheit an die Geistführer der unteren Ebenen; diese Geistführer wiederum fügen ihre spirituellen Erkenntnisse und ihr Wissen hinzu und übertragen es auf die nächste Ebene und so weiter …, bis die Information unseren menschlichen Verstand erreicht. Stell dir wieder die auf dem Kopf stehende Pyramide vor – schließlich gelangt die Inspiration wie durch einen Trichter bis zur unteren Spitze.

Wenn Information in einem Trancezustand gechannelt wird, dann empfängt das Medium das Endergebnis eines reinen Gedankens, der seinen Ursprung in den ätherischen Reichen oder noch darüber hat. Alle Eigenschaften der verschiedenen Bewusstseinsebenen werden in das menschliche Medium downgeloadet. Falls das Motiv des Mediums Hilfsbereitschaft und sein Ego beiseitegetreten ist, dann ist die Information des übertragenen Gedankens umso reiner.

3. Kapitel

Deine Geistführer verstehen

Basierend auf den zahlreichen Dimensionen, über die wir im vorangegangenen Kapitel gesprochen haben, möchte ich dir jetzt eine Vorstellung davon verschaffen, wie du mit deinen Geistführern zusammenarbeiten und wie du den Sinn ihrer Existenz in deinem Leben besser verstehen kannst. Zwar haben die meisten Geistführer physische Erfahrungen gemacht, und viele von ihnen treten in der physischen Form und mit der Persönlichkeit in Erscheinung, die ihnen in ihrem irdischen Leben eigen war, doch das trifft nicht auf alle zu.

Die Geistführer, die sich nicht mit menschlichen Eigenschaften präsentieren, sind in höhere Reiche aufgestiegen und sind frei von irdischem Drum und Dran. Außerdem können in der Weisheit, die du als Inspiration aus den Geistreichen empfängst, die Gedanken mehrerer Geistführer miteinander verschmolzen sein. Das kann für diejenigen von euch verwirrend sein, die wissen wollen, von welchem Geistführer welche Perle der Weisheit genau stammt. Unserem menschlichen Verstand kann es schwerfallen, die Persönlichkeiten der Geistführer auseinanderzuhalten. Außerdem haben diese Wesen nicht unbedingt menschliche Eigenschaften.

Wie sich Geistführer ausdrücken

In meinen Workshops lasse ich die Teilnehmer eine Übung machen, die ihnen hilft, von ihrem Ego zurückzutreten, und es ihrem Geistführer gestattet, entweder optisch oder durch automatisches Schreiben zu ihnen durchzudringen. Der Prozess kommt in Gang, sobald ein Geistführer in die Aura der betreffenden Person eindringt und mit dem Seelenaspekt ihres höheren Selbst verschmilzt. In der Workshopsituation bemühen sich die Geistführer darum, sich uns auf eine für uns nachvollziehbare Weise zu zeigen.

Eine Teilnehmerin namens Sandra berichtete: »Ich wurde mir mehrerer mich umgebender Geistführer bewusst. Als ich sie nach ihren Namen fragte, wurde mir unmittelbar klar, dass sie keine hatten – ihre Vibrationsebene war so hoch, dass sie keine brauchten. Zwei von ihnen erschienen mir wie Männer, die in langen hellen Gewändern aus einem leuchtenden, geradezu gleißenden Material gekleidet waren. Unter den Gewändern war nichts als Licht. Ich begriff, dass sie sich mir in Gewändern zeigten, damit ich sie als Wesen erkennen konnte.«

Eine andere Teilnehmerin namens Toni hatte Folgendes erlebt: »Ich bemerkte einen der Geistführer, und statt mir eine physische Gestalt zu zeigen, ließ er mich den Grund für unsere Zusammenarbeit *spüren*. Auf telepathischem Weg teilte er mir mit, dass er sich um meine Ego-Identität namens Toni kümmern wolle und dass ich mich selbst weniger ernst nehmen solle. Ich stellte telepathisch Fragen. Er schien schon vorher zu wissen, worauf ich mit meinen Fragen abzielte, und beantwortete sie freundlich und voller Mitgefühl. Er ließ mich spüren, dass jegliche Schuldgefühle und Selbstbezichtigungen, die ich mir gegenüber empfand, nur vorübergehender Natur und nicht real seien und dass ich lernen müsse, mich selbst – unabhängig davon, was andere Leute denken – wertzuschätzen. Ich wusste, dass er bei mir war, damit ich meine Begabungen und Fähigkeiten anerkennen würde.«

Eine weitere Teilnehmerin identifizierte ihren Geistführer als ägyptischen Schreiber, der sich mit Papyrusrollen und verfärbten Fingern präsentierte. Sie sah sich veranlasst, seine Mitteilungen aufzuschreiben, was in Anbetracht der irdischen Berufung ihres Geistführers passend erschien. Sie las den anderen Kursteilnehmern die Mitteilungen des Schreibers vor:

»Meine Liebe, erhebe dich zu deiner wahren Macht. Die irdischen Seelen müssen ihre Verantwortung dafür erkennen, ihren Geist zu reinigen und zu läutern. Du bist heldenhaft, denn du nimmst es freiwillig mit der dichten Gedankenenergie der Negativität auf, etwas, was von deinem wahren Wesen nicht verlangt wird. Die Gesetze des Universums sind vollkommen, doch du lebst in der Unvollkommenheit. Die Dinge, denen du Zugang zu deinem Geist gewährst, seien sie nun ungesund oder heilsam, werden geschehen.«

Im Laufe der Jahre habe ich begriffen, dass die von einem Geistführer durchgegebene Weisheit immer genau auf das Bewusstseinsniveau des Empfängers abgestimmt ist. Es ist ein bisschen wie bei einem Werbespot im Fernsehen, der dir einen neuen Fernseher verkaufen will, indem er dir zeigt, wie klar das Bild ist. Das Bild kann natürlich nur so klar sein, wie der Bildschirm es zulässt, auf dem du es siehst. Die Medien, die heutzutage allgemeingültige Mitteilungen channeln, nötigen mir ohne Zweifel Respekt ab, doch im Allgemeinen bin ich davon überzeugt, dass aus der geistigen Welt gechannelte Weisheiten an Einzelpersonen und nicht an die Massen gerichtet sind.

Die Energie der Geistführer

Wenn du in dir den aufrichtigen Wunsch verspürst, mit deinen Geistführern in Kontakt zu treten, dann mach dir regelmäßiges Meditieren zur Angewohnheit. Meditation hebt dein Energieniveau; je mehr du meditierst, desto stärker erhöht sich deine Energie. Tägliches Meditieren fördert in dir die Disziplin, mit der du den allumfassenden Geist wissen lässt, dass es dir mit deiner spirituellen Entwicklung ernst ist. Doch solltest du dich nicht zur Meditation gezwungen fühlen; meditieren soll sich eher wie eine Erholung von den Anforderungen des Alltags anfühlen und keinesfalls wie eine Verpflichtung. Als hellfühlender und hellsehender Mensch kommuniziere ich über Empfindungen und Gedanken mit dem allumfassenden Geist. Andere Menschen sind eher visuell oder intellektuell ausgerichtet.

Dein Geistführer kennt die für dich beste energetische Methode, um mit dir zu kommunizieren. Falls jemand in deinem Bekanntenkreis von seinem Geistführer visuelle Informationen erhält, du aber »nur« emotionale Informationen empfängst, dann lass dich nicht verwirren oder abschrecken. Die Verbindung in die geistige Welt wird nicht immer auf die gleiche Weise hergestellt.

Sensitive Menschen, die auf ihre linke Gehirnhälfte gepolt sind, müssen ihre Energie vor unerwünschter Negativität schützen. Hingegen müssen analytische, auf ihre rechte Gehirnhälfte gepolte Personen sich davor hüten, alles erklären zu wollen. Auf deinem Weg durch dieses Buch werde ich dir Tipps geben, damit du die Energien in deinem Umfeld besser zu unterscheiden lernst.

Fragen zu Geistführern

Ich möchte dir hier einige Fragen vorstellen, die mir Schüler im Laufe der Jahre gestellt haben. Natürlich entsprechen die Antworten meinen persönlichen Ansichten, die auf meiner Lebenserfahrung und auf meiner Arbeit mit der unsichtbaren Welt basieren. Ein anderer Vermittler zur geistigen Welt würde vielleicht andere Antworten geben. Es liegt an dir, was du in deiner Seele als wahr empfindest; denn niemand kann dir sagen, wer du bist, außer du selbst.

1. *Ist es möglich, die Wesen in den höchsten Ebenen zu erreichen?*
   Du ziehst all das an, was dir auf der gegenwärtigen Bewusstseinsebene deiner Seele nützen kann. Es hat wenig Sinn, dich in höherer Mathematik zu unterweisen, wenn du noch Mühe hast, grundlegende Arithmetik zu begreifen.

2. *Ist mir eine bestimmte Anzahl von Geistführern zugeteilt?*
   Aufgrund der ständigen Veränderungen und Erweiterungen in der spirituellen Entwicklung ist einer Seele nie eine festgeschriebene Anzahl von Geistführern zugeteilt. Zwar kann es vorkommen, dass manche Geistführer neben dir auch noch andere Seelen betreuen, doch gibt es eine bestimmte Geistführergruppe, die ausdrücklich dafür vorgesehen ist, dir bei deinen Lektionen für deine Seele zu

helfen. Wie erwähnt, können einige dauerhaft und andere vorübergehend an deiner Seite sein. Geistführer wachsen und verändern sich als Reaktion auf die Aufgaben und Lektionen, denen sich die von ihnen betreute irdische Seele stellt.

3. *Sind meine Geistführer immer bei mir?*
   Geistführer befinden sich in ununterbrochenem Austausch mit deinem höheren Selbst. Es ist wesenstypisch für die physische Ebene, dass du dich als abgeschnitten und allein empfindest. Doch das ist nur eine Illusion, die allerdings für die Entwicklung deiner Seele notwendig ist. Deine Geistführer sind allgegenwärtig, und dieses Buch kann dich hoffentlich dazu ermutigen, in eine bewusste Beziehung mit ihnen einzutreten.

4. *Wie kann ich die Namen meiner Geistführer herausfinden?*
   Namen sind für Geistführer nicht unbedingt von besonderer Bedeutung. Auch wenn manche von ihnen bereits viele Male als physische Wesen auf der Erde inkarniert sind, steht es ihnen frei, sich als eine dieser Persönlichkeiten zu präsentieren oder nicht. Die meisten empfinden Namen als Einschränkung, denn sie definieren lediglich einen kleinen Bereich ihres gesamten Wesens. Du kannst ihnen selbst einen Namen geben, wenn du willst, aber Geistführer ziehen es vor, anhand ihres energetischen Eindrucks statt aufgrund ihres Namens identifiziert zu werden.

5. *Wie kann ich wissen, ob meine Geistführer mit mir kommunizieren?*
   Wenn es zum Austausch mit einem Geistführer kommt, dann macht sich ein bestimmtes Gefühl in dir breit oder

eine Art freudige Erregung, und plötzlich leuchtet eine Erkenntnis in dir auf. Vielleicht nimmst du einen kühlen Luftzug oder einen Temperaturwechsel wahr. Oder dich erfasst eine unklare Erwartung, die als Schmetterlinge im Bauch oder als Gänsehaut zum Ausdruck kommt. Möglicherweise berührt dich ein Geistführer an der Schulter oder an der Stirn. Es kann sogar vorkommen, dass du deinen Geistführer deinen Namen sagen hörst.

6. *Können meine Geistführer jenseitige Eigenschaften annehmen?*
Ja, das ist möglich. Ein Geistführer kann ein Aussehen annehmen, das du einordnen kannst, wie etwa eine Gestalt mit irdischen Zügen in altertümlicher Kleidung. Oder er tritt als nicht körperliches Wesen in Erscheinung wie etwa als Engel, Außerirdischer oder in verschiedenen Formen von Licht oder Energiefeldern. Unsere Geistführer sind mehrdimensionale Lichtwesen, doch oft bedienen sie sich menschlicher Gestalt, damit wir sie erfassen können und erkennen, dass sie bei uns sind. Unser menschlicher Verstand braucht das Gefühl, mit ihnen verbunden zu sein. Als ich dabei war, meine medialen Fähigkeiten zu entwickeln, nahm ich während der Meditation gelegentlich einen Geistführer wahr, der außerordentlich liebevoll und ein herausragender Philosophielehrer für mich war. Mit meiner Hellsichtigkeit sah ich ihn wie eine Art Qualle mit einer gallertigen Konsistenz.

7. *Warum wirken die meisten Geistführer irgendwie exotisch?*
Es entspricht dem merkwürdigen Wesen unseres Menschseins, dass wir uns von unseren Geistführern ein bestimmtes Bild machen, etwa das eines indianischen Medizinmanns,

eines chinesischen Mönchs oder irgendeiner Art von Heiligem. So stellen sich die Leute nun einmal einen Geistführer vor. Tatsächlich können Geistführer alles sein – angefangen bei einer beliebigen Lichtfrequenz über einen Arzt oder ein Familienmitglied bis hin zu einem Haustier oder irgendeinem Bauern. Auch wenn manche Geistführer sehr exotisch, manchmal sogar sehr beeindruckend wirken, so ist doch jeder von ihnen letztlich demütiger und »normaler«, als wir es uns vielleicht wünschen.

8. *Sind unsere Geistführer allwissend?*
Nein, das sind sie nicht. Auch wenn sie von anderen Ebenen spiritueller Entfaltung kommen, haben sie dennoch nicht auf alle unsere Fragen eine Antwort. Sie sind hier, um dich dabei zu unterstützen, dir selbst zu helfen. Jeder Mensch verfügt über einen freien Willen. Indem wir diese Tatsache begreifen und unseren freien Willen nutzen, werden wir uns aller unserer Möglichkeiten bewusst. Unsere liebevollen Geistführer unterstützen uns dabei, uns an unsere wahre Macht und an unser Potenzial zu erinnern.

9. *Können Geistführer unredlich sein und uns verletzen?*
Es würde niemandem nutzen, wenn unsere Lehrer unredlich wären und uns auf einen falschen Weg brächten. Das ist nicht der Sinn von spiritueller Führung. Wenn mir solche Fragen gestellt werden, dann entgegne ich der Person, die so etwas für möglich hält, dass wir immer nur liebevolle Wesen anziehen und an uns heranlassen sollten.
Die Vorstellung von einer Inbesitznahme durch böse und/oder dämonische Geister entwickelt sich bei Menschen, die etwas verantwortlich machen müssen, das sie als »böse« bezeichnen. Jeder Mensch verfügt über einen freien Willen

und kann denken und handeln, wie er will. Manche Menschen sind ideologisch verbarrikadiert und können von ihren Geistführern keinen Rat empfangen. Geistführer schützen unseren freien Willen und müssen diese Regeln respektieren.

Wie Geistführer mit uns in Verbindung treten

Manche Menschen stellen sich vor, dass Geistführer uns ständig Ideen ins Ohr flüstern und Visionen eingeben. Tatsächlich ist ihr Einfluss immer nur so groß, wie wir es gestatten. Bei Menschen, die ihren Weg mit Scheuklappen gehen, können Geistführer nicht viel ausrichten. Andere verbuchen die Einflussnahme der Geistführer als Glück oder Pech. Doch für diejenigen von uns, die ihren Rat suchen, kann ihr Wirken erstaunlich offensichtlich werden. Abgesehen davon, dass Geistführer unser Denken und Handeln beeinflussen, können sie auch bestimmte Gelegenheiten schaffen und in unserem Leben besondere Erfahrungen manifestieren. Stell dir nur vor, wie viele unterschiedliche Faktoren zusammenkommen müssen, damit etwas wie ein *Zufall* aussieht. Das ist unfassbar.

Im Allgemeinen nehmen Geistführer auf jede nur mögliche Weise zu dir Kontakt auf, sei es ganz subtil oder durch irgendwelche Zeichen, denn sie wollen dir Vorschläge machen und dich unterstützen, wenn du dich mit einem neuen Thema oder einer neuen Situation auseinandersetzt. Wie gesagt, je offener wir sind und je bereitwilliger wir auf die Kontrolle unserer Gedanken verzichten, desto mehr Raum geben wir unseren Geistführern, um sich bei uns Gehör zu verschaffen. Nachfolgend beschreibe ich die am weitesten verbreiteten Methoden, mit denen Geistführer sich mit uns in Verbindung setzen.

1. Hellfühlen
   Weil wir alle Seelen sind, ist jeder von uns übersinnlich befähigt. Es ist das *Gefühl*, das du in der Magengegend spürst, wenn du eine bestimmte Person kennenlernst oder dich an einem bestimmten Ort aufhältst: Du fühlst eine positive Resonanz, eine Abneigung oder irgendetwas dazwischen. Wir alle erleben die Dinge in unserem Leben zuerst auf der übersinnlichen Ebene in unserer Seele. *Hellfühlen* beziehungsweise dein sechster Sinn ist die Wahrnehmungsmethode deiner Seele. Wenn sich ein Geistführer in deiner Nähe befindet, dann spürst du vielleicht ein Kribbeln, du hast eine plötzliche Erkenntnis, oder eine Idee beginnt, in dir Form anzunehmen. Es kann sich wie das sprichwörtliche Licht anfühlen, das dir plötzlich aufgeht.

2. Telepathische Gedankenübertragung
   Manche bezeichnen diese Methode auch als »Hellhören« oder als »mentale Telepathie«. Ein Geistführer projiziert einen Gedanken von seinem Verstand in deinen Verstand, und du wirst dir plötzlich einer Idee, eines Gedankenmusters oder einer bestimmten Information bewusst. Was du empfängst, kann ein einzelnes Wort sein, ein vollständiger Satz oder auch nur eine flüchtige Vorstellung. Verbunden mit dem Gedanken kann sich auch eine gewisse Vorstellung von der Persönlichkeit des Geistführers in dir breitmachen. Bei dieser Kommunikationsform ist es entscheidend, dass der Empfänger still ist, um den Gedanken oder den Eindrücken Zugang zu gewähren.

3. Inspirationen
   Hierbei handelt es sich um eine Gedankenform, die dein Geistführer direkt an deinen bewussten Geist übermittelt.

Oftmals, wenn du dich durch irgendetwas inspiriert fühlst, empfängst du Ideen aus der Anderswelt. Jede Seele empfängt inspirierende Gedanken, doch sind es vor allem kreative Menschen wie Maler, Musiker und Schriftsteller, die davon berichten, dass ihnen Bilder, Musik und Texte von einer Quelle außerhalb ihrer selbst zugeführt wurden.

4. Symbole
   Je nachdem, wie ein Gehirn genetisch veranlagt ist, nutzen Geistführer auch Symbole, um ihre Botschaft zu platzieren. Der Empfänger müsste sich etwas anlegen, was ich als *Symbollexikon* bezeichne, um zu definieren, was jedes einzelne Symbol für ihn bedeutet. Die Geistführer schicken Ideen in Symbolform an den Verstand des Empfängers, der das Symbol auf seine Weise interpretiert. Viele übersinnlich Begabte arbeiten mit Symbolen oder verwenden eine Kombination aus Symbolen und Telepathie.

5. Meditation oder Fantasiereisen
   Geistführer können auch Zugang zu dir finden, wenn dein Geist ruhiger und empfänglicher ist, wie es der Fall ist, wenn seine Schwingungsfrequenz im Theta-Bereich liegt. So wird von deinem Denken ein einladender Raum geschaffen, der es dem Geistführer gestattet, dir tief greifende Einsichten und ein Gefühl der Verbundenheit mit der Geistwelt zu übermitteln. Ich beschreibe in späteren Kapiteln eigens für diesen Zweck entwickelte Meditationen.

6. Trancezustand
   Viele Geistführer wirken auf eine noch tiefer greifende Weise auf Medien ein. Wenn die Gehirnströme einer Person vom Theta- in den Delta-Bereich gelangen, fällt diese

Person in eine leichte Trance. Dieser Geisteszustand gleicht dem Schlaf, ist jedoch rein technisch gesehen kein Schlaf. In diesem Zustand können sich Geistführer leicht mit einem Medium verbinden und sich mit ihm austauschen. In unserem Sprachgebrauch wird dieser Vorgang als *Channeling* bezeichnet.

7. Automatisches Schreiben
   Das ist eine bekanntere Methode, um mit deinen Geistführern Kontakt aufzunehmen. Ich empfehle meinen Schülern, ihren Geistführern in einem Gedanken Ort und Zeit für diese Übung zu senden. Zur vereinbarten Stunde beginnst du mit der Meditation und bringst dich in einen empfänglichen Zustand. Setze dich aufrecht an einen Tisch und halte Papier und Stift bereit. Manche meiner Schüler verwenden Farbstifte. Halte den Stift locker in der Hand, und denke nicht über das nach, was du schreibst. Sobald du spürst, wie sich die Energie verändert, fang an zu schreiben. Ich kann gar nicht genug betonen, dass du auf keinen Fall darüber nachdenken solltest, was du schreibst. Wenn du eine erneute Energieveränderung spürst, ist das ein Zeichen dafür, dass dein Geistführer weitergezogen und die Schreibübung beendet ist.

8. Träume
   Die am weitesten verbreitete Methode der Kontaktaufnahme mit deinen Geistführern erfolgt über deine Träume. Viele Menschen erinnern sich nicht an ihre nächtlichen Träume – und falls doch, dann nur gelegentlich. Wie bei allem sind auch hier Übung und Disziplin vonnöten. Am besten erinnerst du dich an deine Träume, wenn du vor dem Einschlafen eine bewusste Entscheidung in diesem

Sinne triffst. Vergiss nicht, auf deinem Nachttisch ein Aufnahmegerät oder ein Tagebuch bereitzulegen, um deine Träume aufzuzeichnen. Falls du mitten in der Nacht aufwachst, weil du zur Toilette musst oder weil dein Partner schnarcht, forsche in deinem Gedächtnis nach deinem letzten Traum. Halte alles fest, woran du dich erinnerst, auch wenn es sich nur um das Fragment eines Ereignisses oder eines Gedankens oder um das unvollständige Bild einer Person handelt. Mit der Zeit wirst du es dir angewöhnen, dir deine Träume besser einzuprägen. Sobald dir das besser gelingt, kannst du deinen Geistführern vor dem Einschlafen eine Frage stellen. Die Antwort hast du zwar nicht unbedingt bereits am nächsten Morgen, doch wenn du regelmäßig fragst, dann schicken dir deine Geistführer auf diesem Weg entsprechende Botschaften.

In den nächsten Kapiteln schreibe ich über individuelle Arten von Geistführern und über ihre Bedeutung für uns.

Teil II

Persönliche Geistführer

4. Kapitel

Meisterführer

Genau wie wir befinden sich auch Geistführer in einem fortwährenden Lern- und Entwicklungsprozess. Indem sie uns hier auf der Erde helfen, unterstützen wir sie darin, ihre Fähigkeiten als Geistführer zu verfeinern. Wenn wir in der physischen Welt inkarnieren, ist immer ein *Meisterführer* an unserer Seite. Unser Meisterführer war bereits an vielen unserer Inkarnationen beteiligt und ist üblicherweise ein Mitglied unserer Seelenfamilie. Es ist durchaus möglich, dass auch du für ein Mitglied deiner Seelenfamilie, das Erfahrungen im Physischen sammeln wollte, bereits als Meisterführer gedient hast.

Um ein Bild aus dem Militär zu verwenden: Meisterführer stehen an oberster Stelle in der Kommandostruktur deiner Geisthelfer. Informationen aus höheren Reichen und von anderen Geistführern gelangen über deinen Meisterführer an dein höheres Selbst. Viele Menschen, die sich leicht entspannen und offen sind, stehen oft in sehr gutem, wenn auch in unbewusstem Kontakt zu ihrem Meisterführer. Wer sich darum bemüht, eine bewusste Beziehung zu seinem Meisterführer aufzubauen, profitiert am meisten davon.

Meisterführer und Schutzengel

Es geschieht leicht, dass man *Meisterführer* und *Schutzengel* miteinander verwechselt, doch beiden kommen unterschiedliche Aufgaben in deinem Leben zu. Ein Schutzengel nimmt nicht im eigentlichen Sinne an deinem Alltag teil. Er wacht über dich und wendet Schaden von dir ab, wenn nötig. Er weiß, wann dein irdisches Leben zu Ende geht, und ist bei deinem Tod anwesend, um dich in die spirituellen Dimensionen hinüberzugeleiten.

Manche von uns haben das Glück, einen irdischen Schutzengel zu haben. Dabei kann es sich um einen Seelengefährten handeln, der bereits viele Inkarnationen mit dir gemeinsam verlebt hat und sich diesmal einverstanden erklärt hat, auf dich aufzupassen – als dein irdischer Engel sozusagen. Ich habe meine Mutter in vielerlei Hinsicht als meinen irdischen Schutzengel erlebt. Sie wusste, dass ich bereits in sehr jungen Jahren Kontakt zur geistigen Welt hatte. Sie wollte mich beschützen und erklärte mir wieder und wieder, dass die Geistwesen, die ich sah, *Engel* seien. Sie war eine gläubige Katholikin, und ich glaube, sie hätte es gerne gesehen, wenn ich Priester geworden wäre, damit ich meine übersinnlichen Fähigkeiten in einem geschützten Raum hätte einsetzen können, um bedürftigen Menschen zu helfen. Ich brauche gar nicht erst zu erwähnen, dass meine Mutter und ich Seelengefährten und beste Freunde waren. Ich freue mich schon darauf, in der geistigen Welt wieder mit ihr zusammenzutreffen.

Die eigentliche Funktion des Schutzengels ist es zu beschützen, die Aufgabe des Meisterführers hingegen ist es zu unterweisen. Der Meisterführer inspiriert uns, unser Schicksal zu erfüllen. Wie eine Muse motiviert uns der Meisterführer dazu, uns unserer Kreativität zu bedienen. Manchmal teilt sich uns ein Geistführer in der Form eines Geistesblitzes mit. Ärzte erhalten über ihre Intuition oft Hilfe von ihren Meisterführern. Kreativen Menschen wie etwa Autoren, Malern und Musikern werden durch Visionen und Einflüsterungen inspirierende Ideen zugespielt.

Wir neigen dazu, ein Leben nach dem anderen immer wieder ähnliche Berufe zu ergreifen – man könnte sagen, wir folgen unserer Berufung. Du willst bestimmte Merkmale vervollkommnen, die du für deine Berufung brauchst, und dein Meisterführer hilft dir, die dazu erforderlichen Eigenschaften wie Geduld, Großzügigkeit, Toleranz, Verlässlichkeit, Hingabe oder Loyalität zu entwickeln.

Ein Meisterführer wird immer versuchen, dich in die Richtung zu lenken, die du in deinem Plan vorgesehen hast. Ich zum Beispiel wollte nach meinem Schulabschluss als Komödienschreiber für das Fernsehen arbeiten. Meinen ersten Job erhielt ich in Los Angeles in Norman Lears öffentlicher Lobbygruppe, gefolgt von einer beruflichen Phase in der Künstleragentur von William Morris. Obwohl diese Jobs nur am Rande etwas mit dem Fernsehen zu tun hatten, wo ich unbedingt hin wollte, gaben sie mir trotzdem das Gefühl, dass ich auf dem richtigen Weg war. Dann wurde ich eines Tages von einem Kollegen zu einer Séance in das Haus von Brian Hurst eingeladen. Seitdem hat sich mein Leben um 180 Grad gewandelt.

Dennoch wurde mein Traum, für das Fernsehen zu arbeiten, irgendwann wahr, nur nicht so, wie ich mir das vorgestellt hatte. Als bekanntes Medium konnte ich als kreativer Impulsgeber am Zustandekommen der Fernsehserie »Ghost Whisperer – Stimmen aus dem Jenseits« mitwirken. Mein erstes Buch *Und der Himmel tat sich auf* wurde in eine Miniserie verwandelt, in der Ted Danson die Hauptrolle spielte. Ich bekam sogar eine eigene Fernsehshow mit dem Titel »Beyond«, in der ich Readings für Zuschauer und prominente Gäste veranstaltete. Also, vielleicht sind mein Wunsch, beim Fernsehen zu arbeiten, und meine spirituelle Berufung miteinander verschmolzen, meinem Meisterführer sei dank.

Goldene Feder

Meine erste Begegnung mit meinem Meisterführer ereignete sich während einer Séance. Mehrere Geistwesen kamen durch und gaben zu verstehen, dass sie unmittelbar mit mir zusammenarbeiten wollten, damit wir *unsere Ziele* in diesem Leben erreichen würden.

Unsere Ziele? Ich dachte irritiert, wer das »wir« in »unsere« wohl sei.

Irgendwann begriff ich schließlich die Absicht meines Geisthelfer-Teams. Es ging darum, dass wir gemeinsam daran arbeiten würden, das Bewusstsein der Welt, insbesondere in Bezug auf den Tod, zu verändern. Dazu, so erklärten sie mir, müssten alle die Vibrationsenergie der Erde auf eine höhere Ebene der Liebe anheben, indem sie sich gegenseitig daran erinnern, dass sie für ihre Gedanken, Worte und Taten selbst verantwortlich sind. Im Laufe meiner spirituellen Praxis wechselten die Geistführer in meinem Team ständig: Es gab mehrere Ärzte, Wissenschaftler, Angehörige von Mönchsorden und andere, deren Formen mit Worten zu schwer zu beschreiben sind.

Mein Meisterführer und ich haben mehrere Leben miteinander verbracht. Ich erinnere mich daran, wie er meinen Geist zum ersten Mal mit seinen Gedanken und Lehren füllte. Er wollte, dass ich ihn unter dem Namen »Goldene Feder« führte. Im Laufe der Jahre haben auch viele übersinnlich, vor allem hellseherisch, begabte Künstler Goldene Feder als Geistführer gewonnen. Obwohl seine physischen Merkmale Gemeinsamkeiten mit den Plains-Indianern aufweisen, war bisher jedes Medium, das seine Energie wahrgenommen hat, von seiner enormen Rechtschaffenheit und seinem Respekt gegenüber der Menschheit überwältigt.

Als ich Goldene Feder nach seiner Arbeit mit mir fragte, ließ er mich wissen, dass es seine Pflicht und Verantwortung sei, eine spirituelle Erweiterung zu bewirken, die den Geist der Massen öffnen würde. Sein größter Wunsch sei es, dass die Menschheit eine vielfältige Welt zu schätzen lernt und sich bemüht, eine (mitfühlende) Verbindung zu allen Lebewesen herzustellen. Ich war eines von mehreren Channel-Medien in seinem *Stamm*, die er darin anleitete, Erkenntnisse aus den höheren spirituellen Dimensionen zu verkünden. Die Worte, die du jetzt gerade liest, tragen die Essenz der Weisheit von Goldene Feder in sich.

Auch wenn ich weiß, dass noch weitere Geistführer mit mir zusammenarbeiten, so hat es für mich den Anschein, als sei Goldene Feder der Lotse unseres Schiffes. Bei einer Gelegenheit erklärte er mir, dass es seine Aufgabe als Meisterführer sei, anderen Geistführern im Team dabei zu helfen, das *Instrument* (damit meint er mich) zu beeinflussen, und sie in meine Aura zu führen, wenn er das für erforderlich halte. Ein anderes Mal verdeutlichte er mir seine Beziehung zu den anderen Geistführern als Choreograf eines zeremoniellen Tanzes: Stell dir mehrere Geistführer vor, die im Kreis tanzen, während Goldene Feder in der Mitte steht und ihnen die richtigen Bewegungen demonstriert.

Wenn Goldene Feder ein Channeling-Ritual mit mir macht, beginnt und beendet er es immer mit der gleichen zentralen philosophischen Botschaft: *Wir alle sind eine Energie. Solange du einen anderen Menschen als verschieden und getrennt von dir wahrnimmst, siehst du dich selbst nicht als Ganzes.*

Einmal hat er seine indianische Federhaube als Sinnbild genutzt: *Jeder ist eine individuelle Feder und für sich genommen großartig. Doch wenn alle zusammengefügt werden, sind die Kraft, die Schönheit und die Kunst, die einen wunderschönen Federschmuck ausmachen, eins.*

Kenne deinen Meisterführer

Vielleicht hast du anhand der Symbole, von denen du dich angezogen fühlst, bereits eine Vorstellung von deinem Meisterführer gewonnen. Am besten kannst du deinen Meisterführer kennenlernen, wenn du still und meditierend dasitzt. An einer späteren Stelle in diesem Buch werde ich darauf eingehen, wie du zu deinen Geistführern Verbindung aufnehmen kannst.

Stell dir deinen Meisterführer als Lehrer vor. Was möchtest du wissen? In welchen Bereichen deines Lebens benötigst du Unterstützung? Wenn du dir als Mutter zum Beispiel mehr Kompetenz in der Erziehung wünschst oder wenn du neu in einen Beruf einsteigst und deine Sache gut machen willst, dann übermittle diese Intention an deinen Meisterführer. Sei konkret in dem, was du wissen willst. *Lieber Geistführer, soll ich meine Tochter mit diesem Jungen zum Tanzen gehen lassen? Lieber Geistführer, wie kann ich in meinem Job am besten meine Vorstellungen vermitteln?*

Um die Antwort deines Geistführers zu empfangen, musst du deinen Geist beruhigen und zuhören. Damit meine ich ein Zuhören, das sich nach innen richtet – nicht mit deinen Ohren, sondern mit deinem Geist. Dein Geistführer ist vertraut mit deiner Welt, und indem du zur Ruhe kommst, kannst du in seine Welt gelangen – und er umgekehrt in deine.

Achte sorgfältig auf die subtilen energetischen Veränderungen, die stattfinden, wenn du über ein Problem nachdenkst oder nach einer Lösung suchst. In der unsichtbaren Welt werden dir

Antworten und Handlungen leicht klar. Dein Meisterführer gibt dir Hinweise, schickt dir Zeichen und will mit dir in Verbindung treten. Es ist deine Aufgabe, dir deines Seelenplans für diese Inkarnation bewusst zu werden und zu lernen.

5. Kapitel

Der Torhüter

Wenn der Meisterführer für die »Rollenverteilung« in deinem Geistführer-Team zuständig ist, dann ist der Torhüter dein »Pförtner«. Er steht an dem Tor, das die spirituelle von der physischen Welt trennt. In meiner Arbeit reguliert der Torhüter die Energie, die vom Sprecher der Geistwesen (dem geliebten Verstorbenen) und vom Medium genutzt wird. Oftmals ist es der Torhüter, der den neuen Geistführer in der richtigen Kommunikation mit dem Medium unterstützt.

Wenn ich vor einem Publikum oder bei einem Klienten mit einem Reading beginne, dann unterstützt mich der Torhüter, indem er die Sprecher unter den Geistwesen, die mit mir reden möchten, in einer Reihe aufstellt. Du musst es dir wie auf einer Party vorstellen. Eine große Zahl von Menschen erscheint, und sie alle wollen den Ehrengast kennenlernen: das Medium. Sie versammeln sich um diesen Gast, sprechen gleichzeitig und stellen Fragen. In diesem Durcheinander von Stimmen und in der allgemeinen Aufregung kann der Ehrengast jedoch nichts verstehen.

So fühlt es sich an, wenn ich mich für die spirituelle Kommunikation zur Verfügung stelle. Der Torhüter sorgt dafür, dass die

Geistführer einer nach dem anderen sprechen und begreifen, wie kompliziert es für das Medium ist, ihre Gedanken und Gefühle in seinem Geist zu empfangen. Der Torhüter erklärt ihnen, wie sie sich positionieren und wie sie ihre Gedankenimpressionen auf mich projizieren sollen.

Für die meisten Menschen sind Torhüter *Schutz bietende Führer*, die ihre Energie absichern. Sie signalisieren dir, wenn du einen Ort mit negativer Energie betrittst oder mit jemandem zu tun hast, der dir schaden könnte. Du empfängst ein deutliches, wenn auch subtiles Signal in Form eines Gedankens oder Gefühls, das dich auffordert, dich der Situation zu entziehen. Es ist deine Entscheidung, ob du entsprechend handelst.

Der Zulu-Krieger

In den Jahren, seit ich den Schleier zwischen den Welten durchstoßen habe, fand ich es immer interessant, die Entwicklung der einzelnen Torhüter und die Veränderungen sowohl ihrer Botschaften als auch ihrer Persönlichkeiten zu beobachten. Als ich gerade meinen Platz in einem Arbeitskreis eingenommen hatte, trat als zweiter Geistführer ein sehr großer schwarzhäutiger Mann an mich heran. Der dumpfe Ton, mit dem sein Speer unmittelbar vor mir in die Erde drang, war kein guter erster Eindruck. Um die Wahrheit zu sagen, fürchtete ich mich ein wenig vor diesem Geistwesen, weil er mir kein bisschen *spirituell* vorkam. Stattdessen sah er aus wie irgendein bedrohlicher Krieger. Mein erster Gedanke war, dieser Typ müsse eine verlorene Seele sein, die es nicht geschafft hatte, in die höheren Dimensionen einzutreten.

Aber ich hörte den Geistkrieger in meinem Kopf schreien, dass er ein Zulu-Krieger sei und die Rolle meines Torhüters übernehmen würde. *Es ist meine Aufgabe, dich zu beschützen.* Ich fand dass außerordentlich interessant, weil ich praktisch nichts über das Volk der Zulu wusste. Ich musste erst recherchieren, was es mit diesem Volk und seinen Traditionen auf sich hatte.

Die Zulu, »das Volk der Himmel«, die einstmals aus einzelnen Klans und von Häuptlingen angeführten Gruppen bestanden, wurden im frühen 19. Jahrhundert von einem Anführer namens »Shaka« zu einem Königreich vereint. Die Traditionen der Zulu werden heute von den stolzen Bewohnern von Kwazulu-Natal, einer Provinz in Südafrika, bewahrt. In den Glaubensvorstellungen der Zulu dreht es sich im Wesentlichen um die Ehrerbietung gegenüber den Geistern ihrer Vorfahren. Das Zulu-Königreich genießt bei den meisten Bewohnern Südafrikas hohes Ansehen.

Als sich mir mein Zulu-Torhüter vorstellte, empfand ich seine Energie als äußerst bedrohlich. Schließlich erkannte ich jedoch, dass gerade das ihn zu einem ausgezeichneten Torhüter machte. Bei meiner Arbeit ist es besonders wichtig, einen Beschützer zu haben, denn wenn ich mein Energiefeld für die geistige Welt öffne, versuchen manchmal auch negative Wesenheiten einzudringen. Bei Readings kann ich gelegentlich negative Energien aus niedrigeren Dimensionen um mich herum spüren, doch dank meines Zulu-Torhüters gelangen sie nicht in mein elektromagnetisches Energiefeld.

Das Winchester-Haus

Immer wieder weise ich darauf hin, dass die geistige Welt nie weiter als eine Armlänge von uns entfernt ist, auch wenn wir uns dessen nicht bewusst sind. Aber natürlich gibt es auch Orte, die so stark mit überirdischer Energie aufgeladen sind, dass die Sichtung von Geistern und merkwürdige Vorkommnisse an der Tagesordnung und nicht zu bezweifeln sind. Wenn du dich in einer Situation jemals innerlich unwohl fühlst, ist es immer gut, die Augen zu schließen und deinen Torhüter zu deinem Schutz herbeizurufen.

Nicht weit entwickelte Wesenheiten bevölkern die untere astrale Dimension zwischen unserer irdischen Welt und den höheren Reichen. Die Energie in diesen niedrigeren Welten ähnelt in ihrer Schwingung sehr der irdischen Welt. Die Geistführer sagen, dass diese Dimension in ihrem Erscheinen äußerst düster und nebelhaft ist. In dieser unteren Welt wirken die Geistwesen wie fragmentierte Gedankenformen des Hasses, der Vorurteile, der Wut und der spirituellen Unwissenheit. Diese Geistwesen stecken in einer beurteilenden Denkweise fest und wollen nicht in eine höhere, erweiterte Welt des Lichts aufsteigen. Sie fühlen sich zu unserer irdischen Energie hingezogen und ernähren sich von der kollektiven Negativität unserer Welt.

Wesenheiten aus der unteren astralen Ebene fühlen sich durch ihre Überzeugungen an Orte gebunden. Sie haben möglicherweise starke Erinnerungen, gute oder schlechte, an einen Ort oder haben mit einer bestimmten Person noch etwas zu klären oder abzuschließen. Vielleicht fühlen sie sich auch von den Vibrationen einer bestimmten Gegend angezogen.

Kürzlich veranstaltete ich mit etwa dreißig Personen einen Besuch in einem der berühmtesten Spukhäuser Amerikas: dem Winchester-Haus in San José in Kalifornien. Das Haus gehörte Sarah Winchester, der Erbin des Gewehrfabrikanten William Winchester.

Es heißt, dass Sarah Winchester nach dem Tod ihres Ehemanns und ihrer Tochter von einem Medium aus Boston erfuhr, dass ihre Familie durch die Geister der Menschen, die durch das von ihrem Mann entwickelte Gewehr getötet worden waren, verflucht sei und dass sie das nächste Opfer sei. Sie könne ihre Sicherheit nur gewährleisten, so das Medium, indem sie den Geistern ein Haus baue, um sie zu besänftigen. Solange der Bau dauerte, sei ihr Leben nicht in Gefahr. So zog Sarah Winchester von ihrer Heimat Connecticut in den kleinen Ort San José und begann, mit ihrem Erbe ein Herrenhaus zu errichten. Für die Dauer von 38 Jahren beschäftigte sie einen Bauarbeitertrupp damit, planlos immer weitere Zimmer und Flure anzubauen. Daher gibt es im Winchester-Haus Treppen, die nirgendwo hinführen, sowie innen liegende Fenster und Türen, die sich zu einer Mauer hin öffnen. Zum Zeitpunkt ihres Todes im Jahr 1922 bedeckte das Gebäude eine Fläche von nahezu zweieinhalb Hektar, verfügte über 47 Treppen, sechs Küchen, 2.000 Türen, 10.000 Fenster und mehr als 160 Zimmer!

Obwohl der Hausherrin der Wechsel auf die andere Seite scheinbar erfolgreich gelungen ist, wird bis zum heutigen Tag von Angestellten und Besuchern des Hauses von unerklärlichen Vorkommnissen berichtet. Geräusche, energetische Veränderungen, Stimmen, Gesichtszüge von lange verstorbenen Menschen, die in Spiegeln auftauchen, und Erscheinungen von ehemaligen Hausangestellten und Arbeitern kommen immer wieder in den Berichten vor.

Als wir unserer Fremdenführerin Janet eine Wendeltreppe hinauf folgten, bemerkte ich die Anwesenheit von Geistwesen. Da ich nicht wusste, wen ich zu erwarten hatte, rief ich meinen Torhüter und bat ihn um Schutz. Sofort spürte ich seine mächtige Energie wie ein Kraftfeld. Wir alle betraten nacheinander Sarah Winchesters Schlafzimmer. Gleich neben Janet sah ich ein weibliches Geistwesen, das stolz erklärte, dass dies *ihr Zimmer* sei. Ich fühlte mich in ein telepathisches Gespräch mit Sarah Winchester hineingezogen. Offensichtlich hatte sie nichts Böses im

Sinn, denn sonst hätte mein Torhüter ihr nicht gestattet, ihre Energie mit meiner zu vermischen.

Sarah war freundlich und ließ mich auf emotionalem Wege wissen, dass sie Janet sehr möge und dankbar dafür sei, dass Janet das Haus so sehr schätze. Sarah wollte, dass ich Janet erzähle, dass Sarah sie in ihren Träumen besuche und versuche, ihrem Geist Einblicke und wissenswerte Kleinigkeiten bezüglich des Hauses einzugeben. Janet bestätigte, dass sie von Sarah träume und dass Faktentreue ihr bei ihren Führungen oberstes Gebot sei.

Ich nehme an, die Teilnehmer der Tour hatten auf eine gruseligere Begegnung mit Sarah gehofft. Stattdessen strahlte sie vor Stolz über ihr Haus und konnte gar nicht aufhören, ihre Lieblingsfremdenführerin zu loben. Für gewöhnlich sind Geistwesen liebevoll und gastfreundlich, aber manchmal kann es auch anders sein.

Ungeladene Gäste

Wenn ungebetene Gäste auf deiner Party erscheinen würden, würdest du sie vermutlich auffordern zu gehen. Das Gleiche gilt bei der Öffnung deines Energiefelds für Seelen, die aufgrund von Abhängigkeiten oder irgendwelcher speziellen Verhaltensweisen mit dir »abhängen« wollen. Die meisten Menschen wissen nicht, dass die Geistwesen von Süchtigen, die die niederen Energien ihrer irdischen Begierden noch nicht abgestreift haben, die Lebenden beeinträchtigen können. Sie können dich beeinflussen und verspüren manchmal den unwiderstehlichen Drang, ihr altes Suchtverhalten indirekt durch dich erneut zu erleben. Meine Freundin Barbara hat mir von ihren Erfahrungen mit *negativen Geistwesen* erzählt.

Sie hatte gerade ein kleines Haus an einem der Kanäle im Stadtteil Venice in Los Angeles gekauft. Bald darauf wurde sie depressiv und launisch. Ein Nachbar erzählte ihr, dass das Haus irgendwann einmal von Dealern und Süchtigen bewohnt worden war. »Ich spürte diesen überwältigenden Drang, mir Zigaretten zu kaufen. Dabei rauchte ich gar nicht! Ich weiß noch, dass ich eines Tages an einer Tankstelle Halt machte und mir tatsächlich ein Päckchen Zigaretten kaufte. Da war mir klar, dass hier etwas nicht stimmen konnte.«

Barbara entschloss sich, zu meditieren und ihre Geistführer zu dem Haus zu befragen. Sofort nahm sie die Geistwesen wahr, die sich in einer Ecke ihres Zimmers zusammendrängten. Sie erkannte, dass es sich um die früheren Mieter handelte: junge Drogenabhängige. »Ich vermute, sie befinden sich in irgendeiner Art ›Zwischenstadium‹. Ich glaube fast, sie wissen nicht einmal, dass sie tot sind«, erzählte sie mir.

Barbara ersuchte mich, ihr dabei zu helfen, diese Geistwesen auf die nächsthöhere Ebene der geistigen Welt zu befördern. Wir baten unsere Torhüter dabei um Unterstützung, diesen Seelen zu helfen. Wir meditierten gemeinsam und sandten ihnen Gedanken der Liebe und des Friedens. Nach einer Weile wurden sich diese Süchtigen ihrer Zwickmühle bewusst und stimmten zu, in eine andere Welt zu wechseln, in der sie sich von ihrem irdischen Verhalten würden befreien können. Danach verspürte Barbara kein Verlangen nach Zigaretten mehr, und ihre Stimmung wurde wieder besser.

Dich schützen

Wenn du dich für die geistige Welt öffnest, brauchst du Urteilsvermögen. Du musst dir die Gedankenenergie, die du erschaffst und aussendest, bewusst machen. Falls du deine Geistführer um Unterstützung bittest, dann achte auf ihre Energie. Geistführer aus den höheren Reichen strahlen Liebe, Frieden und Freude aus. Wesenheiten aus den niederen Ebenen fühlen sich von Angst, Wut und all den Eigenschaften, die unserem Ego gefallen, angezogen. Wer immer depressiv, unglücklich, zynisch oder egoistisch ist, wird Energien anziehen, die ähnliches Verhalten verstärken.

Weil wir elektromagnetische Energiefelder sind, müssen wir uns klarmachen, dass jeglicher Missbrauch von Drogen, Alkohol, Nahrungsmitteln, Sex und so fort unsere Sicherheit schwächt und negative Energien – egal, ob aus der geistigen oder aus der irdischen Welt – in unsere Aura einlädt. Schlafmangel und schlechte Ernährungsgewohnheiten können unsere Widerstandskraft ebenfalls schwächen.

Wenn du in deinem Leben Veränderungen vornimmst, dann mach dir deine Gedanken bewusst. Verharre nicht bei der Vergangenheit und dem, was hätte sein sollen oder können. Sei vorsichtig mit Webseiten, die der Zusammenführung von Menschen dienen. Nimm die Menschen, mit denen du Zeit verbringst, bewusst wahr und wähle die Orte, an denen du dich aufhältst, sorgfältig aus. Geistwesen aus einer niedrigen Ebene halten sich gerne in Bars auf, weil Alkohol uns unsere Energie abzapft und wir uns dort anfällig für Wesenheiten und Menschen mit undurchsichtigen Absichten machen. Sei vorsichtig und achtsam.

Schutz bietende Führer helfen uns, aber nicht von allein und auf sich gestellt. Wir müssen auf unser Denken und Handeln achten, um nicht noch mehr Feindseligkeit, Angst und Intoleranz in die Welt zu bringen. So wie wir denken und handeln, so erschaffen wir. Sind wir mitfühlend, freundlich und liebevoll, dann ist das die Energie, die wir verbreiten.

6. Kapitel

Beziehungsführer

In den Lektionen, für die Seelen auf die Erde kommen, geht es am häufigsten um die Energie der Liebe. Die Liebe kennt viele verschiedene Aspekte: die Selbstliebe, die Liebe, die man der Familie entgegenbringt, Kindern, Freunden, Kollegen, Tieren oder der Gemeinschaft. Und natürlich dürfen wir auch die Liebe zum Partner nicht vergessen, die den tiefsten Ausdruck unseres Seins zulässt wie etwa Verletzlichkeit und Empfindsamkeit. Welcher Art eine Beziehung auch sein mag, immer haben wir wichtige Gemeinsamkeiten.

Beziehungen beinhalten unsere schwierigsten Lektionen, denn wir neigen zu unrealistischen Erwartungen oder zu einem grundlosen Kontrollbedürfnis. Oder wir erwarten von einem Partner, dass er etwas oder jemanden darstellt, das oder der er nicht ist. Schwierigkeiten in Beziehungen sind nichts anderes als Lektionen, die wir noch nicht bestanden haben und die uns deshalb erneut präsentiert werden. Dein freier Wille bleibt dir immer erhalten. Wenn du auf etwas reagierst, ohne zuvor innezuhalten, um es zu verarbeiten, schaffst du damit möglicherweise unangenehme Umstände.

Dein Beziehungsführer kann dir bei deinen Lektionen in puncto Liebe bei allen Schwierigkeiten und Problemen helfen. Für deine Geistführer steht deine spirituelle Entwicklung immer an erster Stelle, und deinem Beziehungsführer fällt die wichtige Aufgabe zu, dir die richtigen Menschen zum richtigen Zeitpunkt zuzuführen, damit du lernen kannst, dein Herz zu öffnen, dich und andere zu schätzen und dich selbst der Liebe wert zu fühlen.

Liebesbande

Beziehungsführer sind oft Familienmitglieder und Freunde, die in die geistigen Reiche hinübergegangen sind. Die Liebe zwischen dir und dir nahestehenden Menschen stirbt nie, denn ihr habt euch gegenseitig versprochen, einander während vieler Inkarnationen beizustehen. In den meisten Fällen hat dich ein Beziehungsführer schon in vielen Leben begleitet und direkten Einfluss auf deine Fähigkeit genommen, in allen Bereichen deiner Seelengeschichte Beziehungen herbeizuführen und aufrechtzuerhalten. Während des Zwischenzustands, also vor deinem jetzigen Leben, hat dir dein Beziehungsführer dabei geholfen, deine bevorstehende Inkarnation und all die Beziehungslektionen, die du dir vorgenommen hast, zu planen.

Beziehungsführer bringen unsere einzigartige Energie zum Einsatz, um Personen anzuziehen, mit denen wir karmisch verbunden sind. Weil wir einer *Seelenfamilie* angehören, haben wir zahlreiche *Seelengefährten*. Wenn dir ein Seelengefährte über den Weg läuft, dann erfasst dich möglicherweise ein vertrautes *Gefühl*, das gut oder schlecht sein kann. Seelengefährten haben immer wichtige Seelenlektionen für uns im Gepäck.

Jede Seele hat das, was ich als *Schicksalspunkte* bezeichnen möchte. Du kannst dir Schicksalspunkte als die Kernlektionen vorstellen, die deine Seele bearbeiten muss, damit sie den Sprung auf die nächste Ebene schafft. Dein freier Wille steht immer über allem, es ist also deine Entscheidung, wie und wann du dich einer bestimmten Lektion stellst, die dir auf deinem Weg begegnet. Die Aufgabe deines Beziehungsführers ist es, dir bestimmte Umstände und Ereignisse als Lektionen zu präsentieren. Dein Geistführer wird auf dich einwirken, damit du dich entsprechend verhältst und hoffentlich deinen Test bestehst.

Beispielsweise könnte es sein, dass du leicht in Zorn gerätst und vorschnell urteilst. Dein Geistführer wird dir jemanden zuspielen, der dir deine sensiblen Punkte drückt, damit du Geduld und Zurückhaltung lernst. Eine solche Situation kann sich recht häufig ereignen, bis du merkst, dass die Wut, die du empfindest, gar nichts mit der anderen Person, sondern vielmehr etwas mit deinen eigenen Unsicherheiten zu tun hat.

Vielleicht musst du auch lernen, dir und anderen zu vertrauen. Dein Beziehungsführer wird dir in diesem Fall Szenarien kreieren, in denen andere Menschen deine Fähigkeit zu vertrauen auf die Probe stellen. Dein Geistführer überlässt dich dabei keineswegs dir selbst, auch wenn es manchmal den Anschein haben mag. Er wird dir immer einen Weg weisen, um eine schwierige Situation aufzulösen. Deine Verantwortung ist es, auf deine Gedanken und Gefühle achtzugeben, damit du das, was dein Glück und deine Freude behindert, aus dem Weg räumen kannst.

Familiendynamik

Weil ein Großteil meiner Arbeit darin besteht, die Kommunikation zwischen Familienmitgliedern zu ermöglichen, werde ich oft danach gefragt, wie Beziehungsführer beim Umgang mit der Familiendynamik helfen können, insbesondere dann, wenn sie gestört ist. Auch hier musst du dir wieder bewusst machen, dass dein Beziehungsführer gemeinsam mit dir und den anderen Familienmitgliedern Lektionen geplant hat, in denen jeder von euch seine Rolle im jetzigen Leben und in den Dramen, die damit verbunden sind, selbst gewählt hat. Dennoch bist du nicht der Sklave solcher Vereinbarungen. Der Sinn unserer Familiendynamik ist es, uns über diese Umstände zu erheben und uns zu verwirklichen.

Es gibt diese alte vermeintliche Binsenwahrheit: *Wählen kannst du nur deine Freunde, deine Familie nicht!* Aber du *wählst* deine Familie eben doch; du kannst dich nur nicht mehr daran erinnern. Die Weisheit deiner Seele ist dir immer zugänglich, denn im Verlauf vieler Inkarnationen hast du die Rollen von Mutter, Vater, Sohn, Tochter, Ehemann, Ehefrau, Chef, Angestellter, Freund, Feind und so weiter übernommen. Weil du all diese verschiedenen Rollen bereits gespielt hast, trägst du das Bewusstsein jeder dieser Rollen in dir.

Familienbeziehungen können deine Bereitschaft, spirituell voranzukommen, entweder fördern oder verhindern. Dein Ego wird einen von euch zum Opfer und den anderen zum Täter erklären und dich dazu drängen wollen, Probleme mit Negativität oder Destruktivität zu lösen. Wenn unser Ego die Führung über unser Seinsgefühl übernimmt, dann sind Kränkungen, Verwirrung und Leid die Folgen. Doch statt immer wieder die gleiche Wahl zu treffen, wird uns die Gelegenheit geboten, uns beim nächsten Mal für einen anderen Weg zu entscheiden und uns auf diese Weise den Schmerz zu ersparen, den uns unsere vorhergehende Wahl eingebracht hat.

Dein Beziehungsführer wird versuchen, dafür zu sorgen, dass du deinen karmischen Verpflichtungen auf der Basis von Liebe und Verständnis nachkommst. Gelegentlich wird dein Geistführer dir zu bedenken geben, dass die beste Lösung im Fall einer zerbrochenen Familie darin besteht, sich auf die angeborene Weisheit deiner Seele zu konzentrieren. Indem du dich selbst stärkst, kannst du diese neue Kraft vielleicht an die anderen Familienmitglieder weitergeben, und sie können sich ihrerseits möglicherweise für ihre spirituelle Wahrheit öffnen. Liebe ist in jeder Beziehungssituation die beste Wahl und der einzige Weg, um deine spirituelle Entwicklung voranzubringen.

Das Ende von Beziehungen

Weil Beziehungen über den romantischen oder familiären Aspekt hinausgehen, hat unser Beziehungsführer großen Einfluss auf die ganze Bandbreite von Beziehungen – von beruflichen über nachbarschaftliche und freundschaftliche bis hin zu Beziehungen zu Fremden. Beziehungen sind einer unablässigen Veränderung unterworfen, und wenn eine Beziehung zu Ende geht, dann kann das bei uns ein Gefühl der Leere hinterlassen. Gründe dafür gibt es immer, und wir müssen lernen, uns von Erwartungen, Fantasien und unverrückbaren Meinungen zu befreien.

Indem wir unsere Vorstellung von Selbstliebe verändern, wird auch die Energie oder Frequenz, von der wir eingehüllt sind, eine andere. Allgemein kann man sagen, dass man immer die Menschen anzieht, die auf der gleichen Schwingungsfrequenz sind wie man selbst, und dass man diejenigen loslässt, die es nicht sind. Diese Aussage trifft auf alle Seelen zu, die diese Erde bevölkern. Wenn eine Beziehung also endet, bedeutet das, dass es zu einer Energieveränderung gekommen ist. Sobald eine Beziehung aufhört, wird dir eine neue zugeführt.

Meistens ist das Ende von Beziehungen aus verschiedenen Gründen schwierig – sei es wegen emotionaler Verbindungen, unerfüllter Träume oder falscher Einschätzungen. Ich werde ständig daran erinnert, dass Seelen für genau die Dauer in unser Leben eintreten, die erforderlich ist, um zu lernen oder zu lehren. Dabei kann es sich um einen Monat handeln, fünf Jahre, ein ganzes Leben oder auch um mehrere Leben, das hängt allein von den Lektionen ab.

In meinem eigenen Leben habe ich unglaubliche Augenblicke mit einigen erstaunlichen spirituellen Lehrern und Weggefährten geteilt, nur um festzustellen, dass jeder im Laufe der Jahre auf seinem eigenen Weg weitergezogen ist, um neue Beziehungen zu durchleben. Wenn mich wegen einer verlorenen Freundschaft jemals Traurigkeit überkommt, dann denke ich an die wunderbare gemeinsame Zeit, die wir etwa in der Schule miteinander hatten, und empfinde unendliche Dankbarkeit dafür, dass ich diese wunderbare Erfahrung machen durfte.

Die Aufgabe des Beziehungsführers

Insgesamt betrachtet ist der Grund für immer neue Inkarnationen in einen menschlichen Körper die vielfältige und ausgewogene Erfahrung mit Beziehungen. Die meisten Menschen, mit denen du heute näher zu tun hast, haben in irgendeinem deiner zurückliegenden Leben eine ausschlaggebende Rolle gespielt. Manchmal kommt es mir so vor, als seien wir nur Figuren auf einem Schachbrett, und unser Beziehungsführer mischt mit, indem er die Figuren, mit denen wir auf der Erde verbunden sind, so hin und her bewegt, dass wir das Spiel gewinnen. Wir sind hier, um jegliches Karma aufzulösen, und nicht, um noch mehr zu erschaffen.

Beziehungsführer wollen dich unterstützen, indem sie dir nur Seelen zuführen, mit denen gegenseitiger Respekt, Freude und Harmonie möglich sind. Wollen wir jedoch unbedingt mit jemandem zusammen sein, auch wenn uns das nicht guttut, dann sorgt unser freier Wille dafür, dass wir diese Person tatsächlich anziehen. Zwar fehlen dann womöglich Qualität und Zukunftsfähigkeit, aber unser dringender Wunsch kann die höhere Bestimmung unserer Seele außer Kraft setzen.

Das erinnert mich an ein Reading, das ich ganz am Anfang meiner Zeit als Medium veranstaltete. Eine Frau um die vierzig kam zu einer privaten Sitzung zu mir nach Hause. Sie war gut gekleidet und hatte gute Manieren, war aber äußerst besorgt. Wie ich es immer tue, schloss ich meine Augen, sprach ein Gebet, bat meine Geistführer um ihre Unterstützung und begann das Reading.

»Zu deiner rechten steht ein Mann. Er ist dünn, trägt einen rosafarbenen Ring und raucht eine Zigarette.« Die Augen der Frau leuchteten auf. »Ach du liebe Güte, das muss mein Vater sein!« Ich empfing die Mitteilung, dass dieser Mann ein sehr starker Raucher war. Ich verspürte einen mächtigen Druck auf meiner Brust. »Hatte dein Vater Lungenkrebs?« Sie nickte. »Er zeigt mir, dass seine Lungen schwarz und verschrumpelt sind.« Die Frau fing an, zu weinen.

»Er sagt, dass er es bedauert, dir, als du jung warst, Leid verursacht zu haben.« Die Frau schüttelte den Kopf und sagte: »Er war sehr streng und verbot es mir, mit Jungen auszugehen.« Ich fuhr fort: »Er tat das, was er das Beste für dich hielt.« Die Frau warf ein: »Er *hat* das Beste für mich getan, ich habe nur nicht auf ihn gehört.«

Das Reading setzte sich noch eine halbe Stunde lang fort. Ein Onkel und eine Tante machten der Frau Mitteilungen über bestimmte Familienmitglieder. Am Ende konnte ich sehen, dass sich die Frau entspannte und ihre Besorgnis verschwand.

»Ich möchte die Sache mit meinem Vater erklären«, sagte sie. »Als ich zwanzig war, verliebte ich mich in einen Jungen. Mein Vater vertraute ihm nicht und wollte verhindern, dass ich ihn heiratete. Aber ich tat immer genau das Gegenteil von dem, was mein Vater wollte. Ich wurde schwanger, wir heirateten und zogen gleich, nachdem ich das Baby bekommen hatte, aus dem Staat fort. Mein Ehemann, in den ich sehr verliebt war, kam fast jeden Abend erst spät nach Hause. Ich fühlte mich elend, weil ich die meiste Zeit mit meinem Baby allein war. Er erklärte mir, dass er Überstunden machte, um mehr Geld zu verdienen. Ich war so verliebt, dass ich gar nicht auf den Gedanken kam, seine Worte anzuzweifeln. Dann, eines Abends in der Woche vor Weihnachten, kam er wieder spät nach Hause und teilte mir mit, er wolle sich scheiden lassen. Ich war am Boden zerstört.«

»Welchen Grund nannte er?«, wollte ich wissen.

»Er sagte, dass er mich nicht liebe und eine andere Frau habe. Ich war vollkommen aufgelöst und wollte mich umbringen. Mein Vater kam und blieb während der Scheidung bei mir. Ich hätte auf ihn hören sollen, denn er hatte recht damit gehabt, meinem Mann nicht zu vertrauen. Ich konnte das damals noch nicht erkennen, weil ich zu jung war. Außerdem war ich zu verliebt in das Verliebtsein. Erstaunlicherweise hat mein Vater mir nie vorgeworfen, er habe mich ja gewarnt.«

Unser Beziehungsführer kann ein lebender Verwandter, ein Freund oder, wie im Fall dieser Frau, ein Elternteil sein. Ich bin davon überzeugt, dass der Vater dieser Frau mit ihrem Beziehungsführer zusammenarbeitete, um sie vor Fehlern zu bewahren. Aber Fehler gibt es nicht, und sie hatte ihre Lektion zu lernen. Lektionen wie diese zwischen Eheleuten sind für gewöhnlich karmisch – Wiedergutmachung für ähnliches Verhalten in einem früheren Leben.

Das Ende einer Beziehung ist der beste Zeitpunkt, um einen Kontakt zu deinem Beziehungsführer herzustellen und ihm zuzuhören. Frage ihn nach den Seelenlektionen oder karmischen Verpflichtungen, die du in dieser Beziehung zu bearbeiten hattest, und nach den Gründen für ihr Ende. Dein Geistführer wird dir helfen, die Dynamik der Übereinkunft zwischen euch beiden besser zu verstehen. Erinnere dich daran, dass du fortwährend dazulernst, dich entwickelst und wächst – *deshalb bist du hier*.

7. Kapitel

Heilende Geistführer

Im Laufe ihrer Entwicklung sammelt eine Seele Wissen und Erfahrungen aus früheren Leben und steigert ihre Energie in einem bestimmten Spezialgebiet. Heilende Geistführer waren für gewöhnlich während zahlreicher Inkarnationen als Ärzte, Krankenschwestern oder als andere Heiler tätig. Sie dienen den Seelen auf der Erde, die in ähnlichen Berufen arbeiten, als Mentoren. Heilende Helfer treten immer dann in unser Leben, wenn wir gesundheitliche Probleme haben oder mit Süchten kämpfen.

Mein Heilungsführer

Meinem Heilungsführer begegnete ich zum ersten Mal in meinem wöchentlichen Arbeitskreis. Bei unserem vierten Treffen saßen wir auf den uns vertrauten Plätzen und sprachen unser Eingangsgebet. Das Licht war gedämpft; ich war ungewöhnlich müde und glitt in einen halb bewussten Geisteszustand.

Als ich hochschreckte, blickte ich die anderen in der Gruppe an und wollte wissen: »Was ist passiert?«

Jemand fragte erstaunt: »Erinnerst du dich denn nicht? Ein Geistwesen hat mit uns Kontakt aufgenommen, und du hast mit einem fremden Akzent gesprochen. Es erklärte, sein Name sei Harry Aldrich und er sei ein Arzt, der Anfang des 20. Jahrhunderts in London gelebt habe.«

Jemand hatte die Sitzung aufgenommen, und als ich sie mir anhörte, war ich überrascht, wie meine Stimme klang. Es war nicht meine gewohnte hastige Sprechweise, sondern ein sehr eleganter, nüchterner britischer Akzent. Das Geistwesen sprach so, wie man das von einem Arzt zur damaligen Zeit erwarten würde – mit Autorität und Selbstkontrolle. Er erteilte mir Ratschläge, die meine Gesundheit betrafen, und versprach, mir in Zukunft bei meiner Arbeit als Medium zur Seite stehen zu wollen.

Seit diesem unerwarteten Ereignis ist Dr. Aldrich immer bei mir. Er sorgt dafür, dass mein Nebennierensystem die Lebensenergie in meinem Körper gut nutzt. Er warnt mich, wenn meine Lebenskraft auf einem niedrigen Niveau ist oder wenn ich zu viel giftige Energie angereichert habe. Er unterstützt mich während meiner Readings und Vorführungen, indem er die Energie um mich herum reinigt.

Immer, wenn einer meiner Zuhörer im Publikum ein physisches Problem hat, lässt mich Dr. Aldrich wissen, was ich sagen soll. Ich war begeistert, als ich herausfand, dass Helfer aus der geistigen Welt an meiner Seite nicht nur die Toten unterstützen, sondern auch die Lebenden.

Der Rat eines Heilers

Als ich im Jahr 2002 gemeinsam mit CBS-TV die Serie »Ghost Whisperers – Stimmen aus dem Jenseits« entwickelte, wurde ich von Jennifer Love Hewitt angesprochen, die schon bald der Star der Serie sein würde. Sie brachte zum Ausdruck, dass sie meine Arbeit bewunderte, und bat mich, mit ihr zu Mittag zu essen. Ein paar Tage später genossen wir das erste von zahlreichen gemeinsamen Mittagessen und den Beginn einer Freundschaft, die wir durch alle fünf Staffeln der Show hindurch aufrechterhielten.

Um ihre Figur Melinda Gordon, die Frau, die Tote sieht, zu entwickeln, bat mich Jennifer, ob ich ihr die Methoden zeigen würde, die ich bei der Kommunikation mit der geistigen Welt benutze. Ich zeigte ihr, was sie wissen musste, fand jedoch auch, dass sie es selbst erleben sollte. Deshalb bot ich ihr ein Reading mit ihrer Mutter und ihrer Familie an. Also betrat ich ein paar Monate später das Haus ihrer Mutter im San-Fernando-Tal und begann die Sitzung. Während des gesamten Readings trafen klare Botschaften von verstorbenen Mitgliedern ihrer Familie ein, die ich weitergab.

Doch außerdem geschah an jenem Abend etwas auch für mich sehr Merkwürdiges. Jedes Mal, wenn mein Blick auf ihre Mutter fiel, bemerkte ich Dr. Aldrich neben ihr, der versuchte, meine Aufmerksamkeit auf sich zu lenken. Immer, wenn er in einer solchen Situation auftaucht, erhalte ich Informationen über den Gesundheitszustand eines Teilnehmers. Ich hörte zu, als er mit seinem deutlichen britischen Akzent zu mir sprach.

Er war äußerst mitfühlend und bestand darauf, dass die Schwester von Jennifers Mutter sofort eine Mammografie machen lassen sollte, da mit einer ihrer Brüste etwas nicht in Ordnung sei. Eine solche Botschaft mitzuteilen, verlangte von mir äußerstes Einfühlungsvermögen, um die Empfängerin nur ja nicht aus der Fassung zu bringen. Zugleich musste ich aber unbedingt auch die Dringlichkeit der Angelegenheit vermitteln.

Jennifers Mutter versprach mir, dass sie die Mitteilung gerne an ihre Schwester weitergeben würde. Ein paar Wochen später besuchte ich Jennifer auf dem Set der Show in ihrem Wohnwagen. Sie war beim Textlernen und schminkte sich dabei vor dem Spiegel. Als sie mich sah, rief sie: »Mein Gott, James! Erinnerst du dich an die Botschaft, die dein Heilungsführer meiner Mutter für ihre Schwester übermittelt hat?«

Wie bei den meisten Readings erinnerte ich mich auch hier nur an Bruchstücke. »Meine Mutter hat ihrer Schwester von dem Reading erzählt«, berichtete Jennifer aufgeregt, »also ging meine Tante zum Arzt und ließ eine Mammografie machen, und sie haben tatsächlich einen bösartigen Tumor festgestellt. Doch der Arzt meinte, der Tumor sei erst ganz am Anfang seiner Entwicklung und könne behandelt werden.«

Es machte mich fassungslos, zu erfahren, dass mein Heilungsführer Dr. Aldrich eingegriffen hatte, um ein Leben zu retten. Jennifers Tante und Mutter waren für alle Zeiten dankbar für die Verbindung zur geistigen Welt und für Dr. Harrys lebensrettende Beratung.

Ärzte als Geistführer

Würde mich jemand fragen, was, außer ein Medium zu sein, meine zweite Leidenschaft ist, müsste ich sagen: zu unterrichten. Ich empfinde es als außerordentlich bereichernd, andere Menschen dabei zu unterstützen, sich an ihren spirituellen Ursprung zu erinnern und ihnen ihre intuitiven Fähigkeiten zu bestätigen. Doch am dankbarsten bin ich, wenn ich sehe, welche Freiheit Menschen erfüllt, die sich selbst plötzlich in einem vollkommen anderen Licht sehen.

Vor einigen Jahren gab ich einen fünftägigen Kurs zur Entwicklung medialer Fähigkeiten und wollte gleich zu Anfang von den Teilnehmern wissen, warum sie den Kurs gebucht hatten und was sie sich davon versprachen. Viele erklärten, dass sie anderen Frieden bringen wollten und spürten, welche außerordentliche Heilung sie meinten, bewirken zu können.

Während ich ihnen zuhörte, glitt mein Blick immer wieder zu einer Teilnehmerin, deren Aura von grüner Heilenergie durchdrungen war und die deshalb aus der Gruppe herausstach. Erst als sie an die Reihe kam, konnte ich mir die Zusammenhänge erklären.

Freimütig und mitfühlend erzählte Rachel, dass sie viele Jahre als Krankenschwester und die letzten drei Jahre in einem Hospiz gearbeitet habe. Sie war Sterbebegleiterin und hatte die Aufgabe, die Seelen friedlich auf die andere Seite zu führen. Ich empfand ihre Arbeit als selbstlos und unbedingt notwendig. Es war offensichtlich, dass sie ihren Beruf ohne jeglichen Anspruch auf Anerkennung oder Dank ausübte, dennoch hatte die geistige Welt schon lange auf diesen Moment gewartet.

Ich begann damit, der Gruppe meine medialen Fähigkeiten vorzuführen, und der erste Kontakt, den ich herstellte, gelang mir mit einem Geistwesen namens Jerry. Er war im Alter von 78 Jahren an Lungenentzündung gestorben. Er brachte Margaret mit, die mit 81 Jahren einen Schlaganfall erlitten hatte. Obgleich sie gemeinsam aufgetaucht waren, schien sie nichts miteinander zu verbinden. Als ich die Information an die Kursteilnehmer weitergab, löste sie bei keinem etwas aus. Also bat ich meine Geistführer, etwas konkreter zu sein und mir den Teilnehmer zu zeigen, für den die Geistwesen gekommen waren. Plötzlich erschien ein kleines goldenes Licht über Rachels Kopf.

Anfangs konnte Rachel die Informationen nicht einordnen, aber beide Geistwesen waren ihr außerordentlich dankbar und baten mich, ihr von den Schmetterlingen zu erzählen. Rachel verstand den Hinweis sofort und senkte den Kopf.

»Jerry und Margaret waren zwei meiner Patienten. Ich sage meinen Patienten oft, sie sollen sich vorstellen, sie seien Raupen, die sich in Schmetterlinge verwandeln und davonfliegen.«

Die ganze Gruppe war sehr gerührt von der Art, wie Rachel sich um ihre Patienten kümmerte. Jerry erklärte, dass ein paar besondere Personen gekommen waren, um bei Rachel zu sein. Sofort drangen mir drei weitere Geistwesen ins Bewusstsein: Eines davon war eine Frau, gekleidet in den weißen Kittel einer Ärztin, sie hatte ein Stethoskop in der Tasche, dann war da ein Mann mit einer Art Klemmbrett in der Hand und schließlich eine weitere Frau in einer Krankenschwestertracht.

Die Ärztin ergriff als Erste das Wort. Sie stellte sich als Internistin vor und erklärte, sie alle drei gehörten zu Rachels Heilungsführern. Der Mann berichtete, er habe während seiner irdischen Zeit als Psychotherapeut gearbeitet. Die zweite Frau war Krankenschwester in einem Lazarett gewesen. Rachel war sehr überrascht zu erfahren, dass diese Geistwesen bei ihr waren, doch dann erinnerte sie sich, dass ihr manchmal, wenn sie Menschen auf den Tod vorbereitete, Gedanken durch den Kopf gingen, die allein dem Sterbenden nutzten, den sie gerade betreute. Rachel begriff nun, dass sie ihr von ihren Heilungsführern eingegeben worden waren.

Als sei das alles nicht bereits schwer genug zu glauben, wollte die Ärztin Rachel wissen lassen, dass sie kürzlich daran gearbeitet hatten, Rachels Magenverstimmung zu bekämpfen. Rachel bestätigte, dass sie möglicherweise unter einem Magengeschwür litt. Der Psychotherapeut erklärte, er habe Rachel dazu angeregt, eine Eheberatung aufzusuchen. Rachel nickte: »Ja, ich habe vor einer Woche damit begonnen.«

Die Heilungsführer übermittelten noch weitere Botschaften. »Deine Magenprobleme gehen auf den Ärger in deiner Ehe zurück, den du unterdrückst«, erklärte ich ihr. »Sie sind froh, dass du dir Hilfe suchst und deine Probleme mit einem Therapeuten besprichst.« Rachel bestätigte, dass ihre Magenprobleme zurückgegangen waren, seit sie angefangen hatte, mit ihrem Mann über ihre Probleme zu sprechen. Diese unglaublichen Mitteilungen von ihren Geistführern zeigten Rachel, dass sie sie immer unterstützten, nicht nur in ihrer Arbeit als Krankenschwester, sondern auch bei ihren eigenen Problemen.

8. Kapitel

Inspirationsführer

Inspirationsführer sind hoch entwickelte Wesen, die dich aus höheren Reichen zu erreichen versuchen, um dir noch verborgene Wahrheiten zu übermitteln. Du kannst sie dir als die Professoren der geistigen Dimensionen vorstellen. Diese Geistwesen haben den tiefsten Einblick in das Menschsein. Inspirationsführer treten immer nur für kurze Zeit in unserem Leben in Erscheinung – manchmal nur so lange, bis wir ein mühseliges spirituelles Rätsel durchschaut und gelöst haben.

Ich weiß immer, wenn meine Inspirationsführer zugegen sind, denn dann sind die Schwingungen beschleunigt. Allerdings präsentieren sie sich mir jedes Mal auf eine andere Weise, abhängig von der Inspiration, um die es sich gerade handelt. Bevor ich *Im Himmel zu Hause* schrieb, ein Buch über früh verstorbene Kinder, befand ich mich in meinem Büro und sah eine ganze Gruppe von Geistwesen im Kindesalter, die um meinen Tisch herumliefen. Kinder sind freudvolle Geistführer. Wenn sie bei einer meiner Vorführungen erscheinen, weiß ich, dass sie kommen, um das Publikum mit ihrer Unschuld und ihrer Fröhlichkeit aufzurichten und zu erfüllen. Nachdem ich mir dieses Treiben also zwei Tage lang in meinem Büro angesehen hatte, wusste ich, dass mein nächstes Buch von Kindern handeln würde.

Wie alles andere so ist auch Inspiration eine Form von Energie. Und weil wir nun einmal energetische Wesen sind, können wir Inspirationsführer am besten anziehen, indem wir unser Energieniveau anheben. Blockiert wird der eigene Energiefluss durch eine Reihe von Dingen, darunter Krankheit, emotionaler Ballast, Schlafmangel, Überarbeitung und sogar die übermäßige Beschäftigung mit sozialen Medien. Wenn unser Geist verschlossen oder zu sehr mit anderen Dingen beschäftigt ist, dann kann dies die Inspiration zum Erliegen bringen.

Weil inspirierende Geistführer in einer höheren und schnelleren Frequenz vibrieren, ist es für sie fast eine Überforderung, zu uns durchzudringen, wenn wir uns gerade auf einem niedrigen Energieniveau befinden. Durch das Steigern unseres Energielevels werden wir zu Kanälen für die höher vibrierenden Frequenzen, und Ideen gelangen leichter in unseren Geist. Im letzten Teil des Buches stelle ich dazu einige Übungen vor. Du entscheidest selbst, ob du tust, was notwendig ist, um dir die Botschaften deiner Inspirationsführer zunutze zu machen.

Inspiration finden

Deine Inspirationsführer wollen, dass du deinem Herzen folgst und authentisch bist. Dein Weg ist vielleicht nicht der, den sich andere für dich wünschen, und es kann sehr schwer sein, sich und ihnen das einzugestehen. Wir alle sind kreativ, und wir setzen unsere Kreativität ein, um Schwierigkeiten in unserem Beruf, in finanziellen Angelegenheiten, in Beziehungen oder in jedem anderen Bereich zu überwinden. Es kann eine Situation noch verschlimmern, wenn wir versuchen, sie mit der

Hilfe unseres Egos zu bewältigen. Jeder weiß, wie sich das anfühlt.

Wie kann man sich inspirieren lassen? Du vertraust darauf, dass du nicht allein bist und dass deine Geistführer und geistigen Freunde dir immer zur Seite stehen, um dir ihre Erkenntnisse zuzuspielen. Wenn du Vertrauen aufbringen kannst, wirst du *um Inspiration bitten*, wenn es ein Problem zu lösen gibt, und daran glauben, dass die Lösung auf dem Weg zu dir ist.

Inspirationsführer unterstützen uns bei unseren Seelenlektionen, indem sie unser Energiefeld für Mitgefühl, Geduld, Verständnis und Liebe öffnen. Vor vielen, vielen Jahren lernte ich bei einer Séance mit dem weltberühmten englischen Medium Leslie Flint einen meiner Inspirationsführer kennen. Mein Geistführer André, der früher einmal ein französischer Maler gewesen war, beeinflusste meine Sensitivität für die geistige Welt. Er ist mir außerdem immer behilflich, wenn ich gerade ein Buch schreibe. Während ich diese Sätze niederschreibe, kann ich seine Gegenwart spüren. Du kannst dir deinen Inspirationsführer als eine Art Lehrer vorstellen. Sie lenken dich und beliefern dich mit Hinweisen und Ahnungen, aber wie immer liegt es an dir, ob du ihnen folgst.

Spiritistische Lehrer

Außer Leslie Flint hatte ich die Gelegenheit, noch viele weitere berühmte Medien kennenzulernen, die diesen Weg bereits seit einiger Zeit beschritten. Es liegt ein paar Jahre zurück, da wurde mir das Privileg zuteil, mit Mavis Pittilla einem weiteren sehr angesehenen Medium der alten englischen Garde zu begegnen, das seine Arbeit bereits seit fast fünfzig Jahren tut. Mavis' Mentor war Gordon Higginson, eines der besten physischen Medien der Welt. Mavis und ich wurden Freunde, nachdem sie sich mir bei meiner ersten Vorführung in Blackpool in England vorgestellt hatte. Im Laufe der Jahre haben wir viel Spaß und eine wunderbare Zeit miteinander gehabt.

Als wir uns einmal über die Arbeit von Medien unterhielten, sagte Mavis die folgenden Sätze, die mir im Gedächtnis geblieben sind: »Ich kenne viele Medien, die mit ihrem Verstand statt mit ihrer Seele arbeiten. Sie erhalten eine Information und versuchen, diese auf ihre Weise mit dem Verstand auszuarbeiten. Seelen-Medien hingegen gestatten es der Gegenwart der Geister, auf ihre Art zu kommunizieren, ohne dass sie sich als Medium selbst einmischen.« So brachte Mavis zum Ausdruck, wie wichtig es ist, das Ego aus dem Spiel zu lassen und die Geistwesen selbst zu uns sprechen zu lassen. »Eines Tages werden die Leute verstehen, dass wir überall von Geistwesen umgeben sind und dass diese intelligent und dazu fähig sind, ihren Liebsten mitzuteilen, was sie ihnen sagen wollen.«

Einmal waren wir gemeinsam die Gastgeber bei einer Schiffsreise nach Australien. Mavis bot an, sich für mich in Trance zu begeben, um zu zeigen, wie sich dabei ihr Gesicht veränderte. Eines Abends saßen also Mavis und ihre Partnerin Jean in meiner Kabine. Mavis schloss ihre Augen, und innerhalb weniger Minuten verklärte sich ihr Gesichtsausdruck. Man konnte förmlich dabei zusehen, wie sich bestimmte Bereiche in ihrem Gesicht verschoben, was ein vollkommen anderes Aussehen zur Folge hatte. Ihre Augen standen weiter auseinander, und ihre Wangenknochen schienen nach oben zu rutschen. Sogar ihr Haar wirkte, als habe es seine Farbe von Grau zu Braun gewechselt.

Als ich tief Luft holte und die Veränderungen in Mavis' Gesicht genau betrachtete, erschien sie mir plötzlich viel jünger. Ich hörte eine mir unbekannte, sanfte Stimme aus Mavis' Mund kommen: »Seit meiner Zeit auf der Erde hat sich so vieles verändert. Mir scheint es, als gäbe es große Fortschritte. Manchmal allerdings kommt es mir auch so vor, als entwickelten sich die Dinge zurück.«

Ich fragte Jean, die etwas Ähnliches bereits einmal miterlebt hatte, wer da spreche. »Das ist Emma«, erklärte Jean, »eine historische Gestalt, die für Mavis immer inspirierend war.« Jean erkannte, dass ich nicht wusste, wer Emma ist. »Emma Hardinge Britten. Sie lebte im 19. Jahrhundert und war eine der ersten berühmten Spiritistinnen.« Mavis (Emma) senkte den Kopf und lächelte. »Das ist typisch Emma«, sagte Jean.

Emma teilte uns mit, dass ihr die Kurse gefielen, die Mavis und ich gaben, und sie sich über die Gelegenheit freute, diese Kreuzfahrt mitmachen zu können – etwas, was ihr im Leben verwehrt geblieben war. Die letzte Aussage brachte uns zum Lachen, und so rasch, wie Emma erschienen war, zog sie sich auch wieder zurück.

Später wollte ich von Mavis wissen, wieso es dem Geist so leicht gefallen war, von ihr Besitz zu ergreifen. Mavis erklärte, sie habe in all den Jahren so viel Erfahrung mit Trancezuständen gesammelt, dass es ihr jetzt einfach leichter falle als früher; inzwischen hatte Emma so oft durch sie gesprochen, dass es ihr eher so vorkam, als ziehe sie ein paar Lieblingshandschuhe an. Sie ist vollkommen vertraut mit ihrer Funktion als Medium und weiß, wie sie magnetische, energetische und physikalische Felder verändern muss. Sobald es Mavis gelang, sich von ihrem bewussten Verstand freizumachen, konnte Emma leicht durch sie sprechen; allerdings, darauf weist Mavis ausdrücklich hin, ist ein Teil des menschlichen Verstands während einer Trancesitzung immer anwesend.

Ich war noch nicht überzeugt und wollte deshalb genauer wissen, wieso es ihr so leicht fiel. Mavis führte aus, dass Emmas spiritistische Vergangenheit ihr Vorteile verschaffte, weil sie dadurch die Mechanismen der Wandlung und die, ein Medium zu sein, wirklich durchschaute. Emma Hardinge Britten war eine der ersten Spiritistinnen, die durch die Vereinigten Staaten tourten, um die Massen aufzuklären. Sie hat mehrere Bücher geschrieben, in Trance den großen Sozialreformer Robert Owen gechannelt und die sieben Prinzipien des Spiritualismus, die noch heute gültig sind, empfangen.

Ich kann nicht aufhören, mich darüber zu wundern, wie die andere Seite ständig auf uns aufpasst und uns motiviert. Unsere Verbindung zu unseren Geistlehrern und all den anderen fortgeschrittenen Geistwesen setzt mich immer wieder in Erstaunen.

Ein allzeit inspirierender Denker

In den Jahren, als ich meine übersinnlichen Fähigkeiten entwickelte, habe ich zahlreiche inspirierende Geistwesen kennengelernt. Wir saßen kaum im Kreis, und schon spürte ich deutlich die Anwesenheit eines Geistführers. Ich wusste nicht genau, wer er war oder was seine Aufgabe war, doch wenn er sich nahe bei uns aufhielt – und das kam oft vor –, dann schien er die Energie des Kreises zu verstärken. Ich war mir einfach sicher, dass dieses Geistwesen etwas mit der energetischen Veränderung des Raums zu tun haben musste und es damit den anderen Geistwesen ermöglichte, näher zu uns zu kommen.

Von Woche zu Woche und von Monat zu Monat schien irgendeine Art Experiment mit der Energie stattzufinden. Wenn ich den anwesenden Geistführer auf telepathischem Weg bat, mir Informationen über ihn zu schicken (er präsentierte sich mir als männliche Energie), dann konnte ich Teilstücke seiner

Persönlichkeit wahrnehmen. Ich empfand ihn als offen, außerordentlich schlau und recht originell. Er hatte den Geist eines Erfinders, und bei mehreren Gelegenheiten versicherte er mir, er würde vorbeikommen und mich inspirieren, damit ich die geistige Welt anders sehen würde. Gelegentlich erschien mir dieser Geistführer etwas eingebildet, als ob er alles wüsste.

Ich befragte ihn eingehend und wollte von ihm wissen, ob er je auf der Erde gewesen sei, und er bestätigte mir das. Er erklärte, seine Aufgabe auf der Erde sei es, in den Massen neue Ideen zu befeuern, und er sei sehr mit bestimmten wissenschaftlichen Beobachtungen beschäftigt. Er wollte nicht allzu viel über sein Leben auf der Erde mitteilen; es interessierte ihn mehr, den Mitgliedern des Kreises bei der Entwicklung ihrer übersinnlichen Fähigkeiten und ihres Bewusstseins zu helfen.

Dieser Geistführer machte sich im Wesentlichen in unserem Arbeitskreis bemerkbar, und deshalb kann ich mich nicht daran erinnern, ihm jemals auf einer persönlichen Ebene begegnet zu sein, mit einer einzigen Ausnahme: als ich im Begriff war, mein erstes Buch zu schreiben. Ich saß in meinem Arbeitszimmer, und mit einem Mal segelte eine alte Schreibfeder zu Boden. Dann hörte ich eine Stimme:

Guter Mann, glaubst du tatsächlich, dass dieses Buch aus deiner *Feder stammt? Wir sind da, um dich zu inspirieren, dir Worte einzugeben und deine Finger aufzuheben, um uns gewissermaßen durch deine Hände auszudrücken. Die Worte, die du, wie du sagst, in der physischen Welt schaffst, sind tatsächlich das Endprodukt eines langen und langwierigen Prozesses derjenigen von uns auf unserer Seite, die Gedanken und Ideen so für dich aufbereiten, damit du sie verstehst. Wie kannst du nur auf die Idee kommen, dass du das allein schaffst? Nichts, mein Freund, wurde jemals in der physischen Welt geschaffen, das nicht zuvor seinen Anfang hier in der geistigen Welt genommen hat. All eure großen Werke – sei es in der Malerei, in der Literatur, in der Poesie oder bei wissenschaftlichen Erfindungen – haben ihr Fundament in unserer Welt.*

Anfangs hatte ich Mühe damit, die Mitteilung dieses Geistführers zu verdauen, denn mein Ego war fest davon überzeugt, dass ich das Schreiben besorgte. Es war einfältig, so zu denken, denn mir war klar, dass niemand von irgendetwas der alleinige Schöpfer ist. Alle Ideen und Gedanken stellen eine Verbindung von den höheren zu den niedrigeren Sphären dar.

Der Geistführer fuhr fort:

Ich war Schriftsteller zu einer Zeit, als sich die amerikanischen Staaten herausbildeten, und ich weiß, was es bedeutet, das Denken eines anderen verändern zu wollen. Deshalb habe ich etwas über das geschriebene Wort zu sagen und über die Arbeit, die du versuchst, zu tun.

Ich war so verblüfft von den Einzelheiten dieser Botschaft, dass ich darauf beharrte, wissen zu wollen, wer er zu Lebzeiten gewesen war, und er durchdrang meinen Geist mit einem unglaublichen Gedanken:

Möglicherweise kennst du mich als Franklin. Du weißt vielleicht, dass ich bei der Schaffung der amerikanischen Unabhängigkeitserklärung eine entscheidende Rolle gespielt habe.

Nachdem ich anderthalb Jahre in einem Arbeitskreis zugebracht hatte, hatte ich nun einen Namen, und zwar nicht nur irgendeinen, sondern den eines der Gründungsväter der Vereinigten Staaten. Seine Worte und Gefühle demütigten mich. Seither war ich mir der zusätzlichen Verantwortung bewusst, für ihn und die anderen Inspirationsführer, die mich nutzten, ein klarer Kanal zu sein, um im Bewusstsein der Welt einen Wandel herbeizuführen.

Inspirationsführer beeinflussen uns immer zu unserem höchsten Wohl. Manche stammen von Orten in unserem Universum, andere von ganz und gar anderen Ebenen der Existenz. Manche sehen aus wie ein Schatten, andere wie ein Lichtstrahl. Da wir alle auf unterschiedliche Weise empfangen, liegt es an uns zu lernen, wie wir die subtilen Nuancen der anwesenden Geistführer unterscheiden.

Ich suchte die Inspiration meiner Geistführer, als ich den nachfolgenden Abschnitt dieses Buches formulierte. Ich bat sie, die Lektionen zu übermitteln, die sie für die wichtigsten hielten und die wir hier auf der Erde in unser Alltagsbewusstsein aufnehmen sollten.

Teil III

Lektionen meiner Geistführer

9. Kapitel

Über den Umgang mit anderen

Als ich diesen Teil des Buches formulierte, saß ich schweigend etwa zwei Stunden lang da. Ich hatte meinen Geistführern die Intention geschickt, dass ich für mein neues Buch Einsichten empfangen wollte, um sie meinen Lesern mitzuteilen. Ich fragte nicht nach irgendwelchen konkreten Dingen; ich wollte von ihnen nur wissen, welche Lektionen sie allgemein für so bedeutsam hielten, dass ich sie mit meinen Lesern teilen sollte.

Ich hatte mir vorgestellt, ich würde vielleicht fünf Minuten still dasitzen und dann ein paar Sätze aufschreiben. Stattdessen blitzten am laufenden Band Erinnerungen auf – an Readings, die ich veranstaltet hatte, oder an Ereignisse, die ich persönlich erlebt hatte. Ich notierte eine Zusammenfassung jeder einzelnen Geschichte, um nur ja nichts zu vergessen. Nach Ablauf der zwei Stunden bat ich die Geistführer, die Beiträge für mich zu gliedern. Vor meinem inneren Auge sah ich deutlich, wie Goldene Feder mir einen Stift reichte. Die Botschaft war offensichtlich: *Auch ich sollte beim Schreiben des Buches etwas lernen.*

Kaum hatte ich die vielen Geschichten aus dem Gedächtnis niedergeschrieben und die Notizen in meinem Tagebuch überprüft, war mir überraschenderweise vollkommen klar, wie die Lektionen zu strukturieren waren. Die drei Lektionen in diesem Kapitel handeln davon, wie man mit anderen Menschen umgehen soll. Meinen Geistführern war es wichtig, dass dieses Kapitel den Anfang macht, denn sie sind davon überzeugt, dass – ganz egal, welches Glaubenssystem du dir auch zurechtlegst – seine Manifestation durch dich immer Liebe, Mitgefühl und Respekt für deine Mitmenschen zum Ausdruck bringen sollte.

Die drei Lektionen im folgenden Kapitel ermuntern dich dazu, dir selbst treu zu sein. Jeder Mensch muss seinen eigenen spirituellen Weg gehen und seinen eigenen Plan umsetzen, folglich kann eine einzelne Religion oder ein einzelnes Glaubenssystem kaum einer ganzen Gruppe von Menschen gerecht werden. Es steht uns frei, abhängig von dem, was in unserer Seele Widerhall findet, eigene Vorstellungen zu entwickeln.

Die Lektionen des 11. Kapitels haben größere, universelle Wahrheiten zum Inhalt. Es sind die Wahrheiten, von denen meine Geistführer meinen, dass jeder von uns sie beachten sollte, solange wir unsere Erfahrungen in der physischen Dimension machen.

Lektion 1: Urteile niemals über andere Menschen

Vor einigen Jahren veranstaltete ich ein privates Reading, das sich als rechte Offenbarung entpuppte. Eine Frau kam zu mir, nachdem ihre Mutter Helen gestorben war. Sie erzählte mir, dass ihre Mutter eine unglückliche und ängstliche Frau gewesen sei, deren geistige Verfassung sie auf die Tatsache zurückführte, dass sie ihre Familie in einem Nazi-Konzentrationslager verloren hatte und selbst nur mit knapper Not mit dem Leben davongekommen war. Jahrzehntelang habe sie im Schatten der schrecklichen Ereignisse gelebt, die sie in ihrer Jugend erlitten hatte.

Fast sofort erschien mir Helens Geist. Mit größter Dringlichkeit wollte sie über die Nacht ihres Todes eine Botschaft übermitteln:

Ich erwachte in einem Krankenhaus. Sehr sauber. Sehr weiß. Und ich fühlte mich sehr gut. Ich dachte, das muss der Himmel sein. Ich bemerkte ein weiteres Bett in dem Zimmer und näherte mich ihm. In dem Bett lag ein Mann, und als ich neben ihn trat, öffnete er die Augen und lächelte mich an. Dann erkannte ich sein Gesicht. Er war einer der Aufseher im Konzentrationslager gewesen. Ich war entsetzt und verspürte den überwältigenden Drang, ein Kissen auf sein Gesicht zu drücken. Doch dann erkannte ich, dass wir bereits tot waren.

Ich blickte hinüber zur Tochter, die in eine Schockstarre gefallen war; mir erging es nicht anders. In meinem Kopf fuhr Helen mit ihrer Geschichte fort:

Der Mann erkannte mich ebenfalls, und eine Träne rollte seine Wange hinunter. Er wollte mir eine Geschichte erzählen – aber es gab kein Gespräch. Die Worte erschienen einfach in meinem Kopf. Er erklärte mir, dass er kein Deutscher sei und nicht freiwillig im Lager war. Er sagte, man habe ihm klargemacht, es werde kein gutes Ende mit ihm nehmen, wenn er nicht tun würde, was man von ihm verlangte. Er hatte in Jugoslawien eine Familie, zu der er zurückkehren wollte. Irgendwie fühlte ich mich angeleitet, ihm zu vergeben, nicht nur um seinetwillen, sondern zum Wohl meiner eigenen Seele. Also blieb ich den ganzen Tag lang bei ihm, und wir sprachen über Hass und Intoleranz und darüber, wie beides unser Leben auf der Erde vergiftet hatte. Ich fand keine Rechtfertigung für seine Taten, aber wir waren zu dem Schluss gekommen, dass wir beide Opfer waren. Als ich das erkannte, musste ich ihm vergeben.

Eine Ergänzung gab es noch, die Helen ihrer Geschichte hinzufügte:

Erst später, nachdem ich das Krankenhaus wieder verlassen hatte, erfuhr ich, dass der Jugoslawe viele, viele Jahre vor mir dort gestorben war. Er hatte sich freiwillig bereit erklärt, mir dort im Krankenhaus gegenüberzutreten, damit meine Seele heilen konnte. Mein Geistführer wusste, dass ich beide Seiten unseres menschlichen Dramas sehen musste, bevor ich meinen eigenen Weg fortsetzen konnte.

Zu meiner Klientin sagte ich: »Deine Mutter möchte dich wissen lassen, dass sie eingehüllt ist vom Licht bedingungsloser Liebe. Sie befindet sich jetzt an einem wunderschönen Ort. Vergebung hat sie von der schweren Last befreit, die sie ihr ganzes Leben lang mitschleppen musste. Sie sagt: ›Gestatte es dir zu lieben. Ich befinde mich mit meiner ganzen Familie im Licht. Ich habe endlich Frieden gefunden.‹«

Man kann sich nur mit Mühe vorstellen, einem Menschen zu vergeben, der derart grausam und zerstörerisch war, doch manche Seelen entscheiden sich für schwere, kaum nachzuvollziehende Inkarnationen. Die negative Energie, die wir ihnen entgegenbringen, bewirkt nur, dass wir selbst unglücklich sind. Als Seele ist jeder einzelne Mensch wertvoll und gewollt. Es ist natürlich und verständlich, dass wir einen Menschen für sein Fehlverhalten verurteilen. Doch Helen erkannte, dass sie sich mit ihrer lebenslangen Opferhaltung selbst geschadet und demoralisiert hatte. Erst nachdem sie ihren Frieden mit sich und dem KZ-Aufseher, der ebenfalls ein Opfer war, gemacht hatte, fühlte sie sich frei.

Lektion 2: Beachte die goldene Regel

Meine Geistführer haben mir beigebracht, dass Freundlichkeit gegenüber anderen für meine spirituelle Entwicklung von viel größerer Bedeutung ist als der regelmäßige Besuch des Gottesdienstes oder das Zahlen meiner Kirchensteuer. Man braucht nicht mehr Zeit dafür, freundlich zu sein, als dafür, andere gleichgültig oder grob zu behandeln. Wenn du freundlich bist, dann bekennst du dich dazu, dass deine Mitmenschen genauso wie du Licht und Liebe brauchen. Vielleicht erfährst du nie, wie sich deine Freundlichkeit auf andere Menschen auswirkt. Möglicherweise steckt jemand in einer Zwickmühle, ist niedergeschlagen oder plagt sich mit Sorgen, von denen du nichts weißt, und deine Freundlichkeit richtet ihn auf und lässt ihn eine bessere Wahl treffen.

Wir alle wissen, wie es sich anfühlt, wenn uns ein anderer Mensch mit Freundlichkeit begegnet. Wir sind dankbar für ein Lächeln, ein zugewandtes Nicken oder eine nette Geste. Ich befinde mich viel auf Flughäfen, und eine aufgehaltene Tür kann manchmal das Beste sein, was mir den ganzen Tag lang geschieht.

Jeder hat schon einmal etwas vom *Karma* gehört. Die einfachste Definition dieses Begriffes besagt: Was immer du für Energie aussendest, egal ob gut oder schlecht, kommt zu dir zurück. Das kann eine Weile dauern oder auch sofort geschehen.

Als ich einmal über einen Markt schlenderte und gerade um eine Ecke bog, bemerkte ich, wie eine alte Frau den Arm nach einem Krug auf dem obersten Regalbrett ausstreckte, der viel zu weit oben war, als dass sie ihn hätte erreichen können. Wir waren allein in dem Gang, und ich wollte ihr eben meine Hilfe anbieten, auch wenn ich nur ein paar Zentimeter größer war als sie. Da bog von der anderen Seite ein junger hochgewachsener Mann um die Ecke, erkannte ihr Problem und lief herbei, um ihr zu helfen. Sie unterhielten sich und lachten miteinander; ich war zu weit fort, um die Einzelheiten des Gesprächs zu verstehen, aber ich konnte erkennen, wie sehr sie sich freute.

Eine Viertelstunde später befand ich mich in der gleichen Schlange an der Kasse wie der junge Mann, als die ältere Dame mit ihrem Einkaufswagen hinzukam. Als der junge Mann sie sah, rief er: »Wir treffen uns also wieder!« Sie wechselten noch ein paar freundliche Worte, obwohl er an der Kasse schon fertig war. Als die Einkäufe der Dame verpackt waren, fragte der Kassierer, ob sie dabei Hilfe brauche, die Tüten zum Auto zu tragen. Die Frau zögerte, aber der junge Mann sagte zum Kassierer: »Ich muss in die gleiche Richtung. Ich helfe sehr gerne!« Und so gingen sie gemeinsam fort.

Daraufhin sagte die Frau hinter mir in der Schlange: »Ich wünschte, dieser nette Typ wäre in der Nähe, wenn meine Mutter allein einkaufen geht.« *Amen*, dachte ich.

Lektion 3: Gib, ohne etwas zu erwarten

Brian, mein Ehemann, verreist nicht mehr oft mit mir – er bleibt lieber mit den Hunden zu Hause. Doch eine der zahlreichen Reisen, die wir miteinander unternommen haben, begann mit einem Flug von Los Angeles nach Boston, um zu unserem Urlaubsort nach Provincetown in Massachusetts zu gelangen.

Das Flugzeug war sehr voll, doch als die Flugbegleiter die Türen schlossen, war der dritte Sitz in unserer Reihe noch immer frei. Das bedeutete, dass Brian nach außen rutschen konnte und wir mehr Platz für uns hatten. Zwei Männer auf der anderen

Seite des Gangs und die Passagiere zwei Reihen vor uns hatten das gleiche Glück.

Unser Flugzeug war noch immer am Gate, als die Türen plötzlich wieder geöffnet wurden. Eine junge Frau kam herein und machte sich auf den Weg den Gang hinunter. Sie hatte eine große Handtasche, einen Beutel und ein Baby bei sich. Ich hörte, wie einer der Männer auf den Plätzen gegenüber murmelte: »Hoffentlich kommt sie nicht zu uns!« Tatsächlich blieb sie ausgerechnet bei ihnen stehen und lächelte sie verlegen an. Sekunden verflogen, während sich die drei gegenseitig ansahen. Offenbar hatten die Männer nicht vor, es ihr leicht zu machen.

Brian mischte sich ein und sagte: »Hier, nehmen Sie diesen Sitz. Ein Platz am Gang ist für Sie wahrscheinlich sowieso besser geeignet.« Drei *schockierte* Augenpaare richteten sich auf uns. Als die Frau sich endlich klargemacht hatte, dass jemand tatsächlich freundlich zu ihr war, nahm sie das Angebot dankbar an. Handtasche und Beutel hingen unglücklicherweise an Gurten über ihrer Schulter, während sie zugleich das Baby im Arm hatte. Sie sah hinauf zu den Handgepäckfächern und versuchte, zu entscheiden, wie sie es am besten anstellen sollte. Brian war klar, dass sie das Baby irgendwie absetzen musste, bevor sie ihr Gepäck verstauen konnte, also bot er an: »Soll ich die Kleine so lange nehmen?«

Sie reichte Brian das Kind und entschied dann in Ruhe, was sie während des Fluges brauchen würde und was in die Gepäckablage konnte. Sobald sie saß und den Säugling wieder im Arm hatte, hob das Flugzeug ab. Sie bedankte sich bei uns und wollte wissen, welche Reisepläne wir hatten. Sie kam aus Boston und gab uns ein paar gute Tipps, was wir uns dort während unseres mehrtägigen Aufenthalts ansehen könnten, sowie einige Restaurantempfehlungen.

Nach etwa einer Stunde Flugzeit brachte das Baby zum Ausdruck, dass es zu Brian auf den Arm wollte. Die Frau sagte: »Nein, mein Liebling, bleib schön bei mir.« Brian antwortete: »Mir macht es nichts aus, wenn es für Sie in Ordnung ist.« Ob du es glaubst oder nicht, aber das Baby schlief auf Brians Brust und die Frau in ihrem Sitz, bis der Kapitän im Lautsprecher die Landung ankündigte.

Als wir unseren Freunden in Provincetown die Geschichte erzählten, reagierten sie allgemein mit Unverständnis darüber, warum wir uns das angetan hatten. Als wir wieder in Kalifornien waren, gestand mir Brian, dass es für ihn mit das Schönste an unserer Reise gewesen war, das schlafende Baby vier Stunden lang im Arm halten zu dürfen.

10. Kapitel

Sei dir selbst treu

Niemand in dieser physischen Dimension kennt dich besser als du dich selbst. Dennoch sind wir sehr oft bereit, unseren Wert danach zu bemessen, was andere von uns halten, oder wir gestatten es ihnen, unsere Freundlichkeit als Schwäche zu interpretieren. Meine Geistführer haben mir diese Geschichten übermittelt, um dich mit ihrer Hilfe daran zu erinnern, dass du selbst die Lernaufgaben für deine Seele geplant hast; nur du erfüllst die Voraussetzungen, um den Sinn deines Lebens zu verstehen. Warum solltest du es einem anderen überlassen, dein Schiff zu steuern?

Lektion 4: Gib deine Macht nicht ab

Sei niemals weniger als der Mensch, der du bist. Du bist eine Inkarnation der einen Quelle, Teil des großen Geistes. Alles Leben ist mit der Essenz des Lebens ausgestattet, dem Einssein mit allem. Das ist dein Geburtsrecht. Wenn du dich nur an dein göttliches Ich erinnern könntest, dann ließest du dich nicht so leicht infrage stellen und würdest deine Göttlichkeit nicht so leicht aufs Spiel setzen. Doch so vielen fehlt das Vertrauen in ihre eigene Macht, oder sie merken nicht einmal, dass sie auf sie verzichten und stattdessen die Energie eines anderen übernehmen oder die Vorstellung eines anderen leben, um die Liebe zu ersetzen, die sie verloren haben. Würdest du selbst deine eigene Kraft leben, würden sich deine Schwierigkeiten in nichts auflösen, und du könntest das Glück leben, das ein Teil von dir ist. Man muss sich die Zeit nehmen, um sich auf allen Ebenen kennenzulernen. Versuche zu begreifen, dass du für alle Zeiten ein göttliches Wesen bist und dass dir dies niemand streitig machen kann. Indem du dir dein Vertrauen darauf bewahrst, dass du aus einem ganz bestimmten Grund hier bist, dass du wichtig bist und dass deine Gefühle bedeutsam sind, fällt es dem Ego anderer schwer, dich auszugrenzen oder dich deiner Kraft zu berauben. Deine Kraft ist Leben, und du bist ein wichtiger Bestandteil der Einheit mit allem. Die gewaltige Kraft des allumfassenden Geistes in dir vermag dir eine dynamische Vitalität zu geben, die kein anderer jemals haben könnte, denn du bist ein einzigartiges, eigenständiges, individualisiertes Licht des Seins. Niemand kann dir deine Freiheit nehmen; auch wenn du physisch gefesselt bist, sind deine Gedanken frei und immer deine eigene Wahl. Verabschiede dich niemals von deiner Verantwortung für dich und den Menschen, der du bist, und lass dir diese Verantwortung niemals von einem anderen Menschen nehmen.

Eines Tages trank ich Kaffee mit meiner Freundin Joanie. Sie war eine sehr bekannte und erfolgreiche Geschäftsfrau; seit fünfundzwanzig Jahren arbeitete sie als selbstständige Unternehmerin. In unserem Gespräch beschäftigten wir uns mit dem Phänomen, dass sich manche Menschen so sehr von einem System vereinnahmen lassen, bis sie vollkommen vergessen, wer sie sind, und sich nur noch über die an sie gestellten

Erwartungen definieren, statt sie selbst zu sein. Ihnen erscheint dann alles trügerisch. Dann erzählte mir Joanie, wie sie genau diese Erfahrungen in ihrem Leben selbst hatte machen müssen.

»Schon als kleines Mädchen habe ich davon geträumt, Werbefilme zu drehen«, sagte sie. »Ich sah sie mir im Fernsehen an und fand, dass sie gut waren, aber dass ich sie noch viel besser machen würde. Wenn ich nur einen einzigen 60-Sekunden-Spot ansah, wurde mein Kopf von Ideen überschwämmt. Ich machte meinen Bachelor in Werbung und Marketing und nahm einen Job in Manhattan bei einer der besten Werbeagenturen des Landes an. Ich war die Assistentin bei einem Texter namens Paul.

Ich wollte so unbedingt akzeptiert und von Paul als große Bereicherung eingestuft werden, sodass ich zu allem Ja sagte, was er mir vor die Füße knallte. Ich lehnte nie auch nur einen Auftrag ab. Ich verbesserte alle seine Texte, überließ ihm tonnenweise Ideen und suchte für ihn schließlich für irgendwelche Geschäftsessen sogar Hemden und Krawatten aus. Ich wollte unbedingt wahrgenommen und anerkannt werden. Während meines ersten Jahres in der Agentur nahm ich große Mengen Arbeit mit nach Hause, überprüfte für Paul seine hohen Budgets und ließ mir massenweise Ausreden für seine Unbesonnenheiten einfallen.

Im zweiten Jahr bei dieser Agentur fing eine Frau namens Mary Ellen dort an zu arbeiten, auf die Paul ein Auge geworfen hatte. Dumm war nur, dass er verheiratet war. Paul wollte ihr näherkommen, also legte ich seine Termine so, dass sie am gleichen Ort zusammenarbeiten mussten. Die Beziehung entwickelte sich gut. Doch schon bald wusste jeder in der Agentur davon, und die Affäre kam zu einem krachenden Ende. Die Chefs überprüften Paul und fanden außerdem heraus, dass er sie bei bestimmten Budgets, an denen er privat arbeitete, belogen hatte. Paul machte für alles, auch für seine Beziehung mit

Mary Ellen, mich verantwortlich. Letztendlich glaubte die Agentur ihm, und ich war der Sündenbock. Am Tag meiner Kündigung wurde ich von Sicherheitskräften aus dem Gebäude geleitet.

Damit war ich verbrannt, und es gelang mir nie wieder, einen Job in einer anderen Werbeagentur zu ergattern. Ich war furchtbar verletzt und wütend. Viele Jahre lang gab ich Paul für all die schlimmen Dinge, die mir seither in meinem Leben zugestoßen waren, die Schuld. Ich fand, er sei für alles verantwortlich, bis ich es eines Tages satthatte und dachte: *Vielleicht wäre mein Leben besser, wenn ich für mein Handeln selbst die Verantwortung übernähme und mir für das Wertschätzung zubilligen würde, was ich bin, und nicht für das, was die Welt von mir erwartet.* Inzwischen bin ich erfolgreich und liebe mich genau so, wie ich bin.

Ich sag dir, James, sobald ich mir die Worte bewusst gemacht hatte, mit denen ich täglich die Verantwortung für mich von mir wies, mir meine Macht zurückholte und mich einen feuchten Kehricht um das kümmerte, was andere von mir hielten, da hob mein Leben richtig ab. Es gab so viele Firmen, die mit mir zusammenarbeiten wollten, dass ich gar nicht alle bedienen konnte! In dem Augenblick, als ich mich um meiner selbst willen akzeptierte, erwachte ich zum Leben.«

Ich umarmte Joanie und sagte: »Das hast du gut gemacht. Es war eine Lektion in Sachen Mut. Es war für dich nicht vorgesehen, in dieser Werbeagentur zu bleiben. Deine Führung hat dich in eine andere Richtung geschubst. Jeder von uns lernt seine Lektionen auf andere Weise. Manche Lektionen fallen uns schwerer als andere, insbesondere dann, wenn wir alles geben.«

Die Rolle, die du dich in deinem Leben entschieden hast, zu spielen, ist der entscheidende Punkt. Lass dir nie von anderen Menschen sagen, wie du dein Leben führen sollst. Gibst du deine Einzigartigkeit auf, nur um irgendjemanden glücklich zu machen, dann erweist du nicht nur dir einen Bärendienst, sondern auch dem Universum. Lass es nicht so schnell zu, dass andere deine Fähigkeiten untergraben, und rechtfertige dich nicht immer gleich für deine Überzeugungen. Unsicherheit hat ihren Ursprung in einem schwachen Ich. Sei dir selbst treu und bring zum Ausdruck, wer du bist.

Es ist wichtig, dass du die notwendigen Schritte zur Selbstliebe und zur Entdeckung deines Selbst tust. Wie willst du sonst einen anderen Menschen lieben, wenn du nicht erst mal dich selbst liebst? Mach dir bewusst: Je mehr du von dir hältst, desto mehr wirst du zu dieser Person.

Eine Möglichkeit, etwas über uns selbst zu lernen, besteht darin, unsere Gefühle auszudrücken. Jedes Gefühl hat seine Berechtigung. Unsere Aufgabe ist es, sie vorurteilsfrei anzusehen und uns zu fragen: Welchem Zweck dient dieses Gefühl? Auch wenn dir deine Gefühle albern oder belanglos vorkommen, manifestieren sie sich nicht ohne Grund. Der Schlüssel zum Ausdruck der eigenen Gefühle ist, sie freizusetzen, ohne damit jedoch einem anderen Menschen zu schaden. Wenn du den Fluss deiner Energie hemmst, indem du deinen Selbstausdruck verhinderst, dann blockierst du deine Energie, und sie kann sich ungewollt in Aggression oder Krankheit verwandeln.

Lektion 5: Deine Überzeugungen sind richtig für dich

Kürzlich flog ich von New York in New Jersey quer über das ganze Land bis nach San Diego – eine Reise, die ich häufig unternehme, wenn ich an der Ostküste Vorträge und Workshops halte. Irgendwann während dieser Reise stellte die Flugbegleiterin die üblichen Fragen bezüglich des Mittagessens und verglich auf ihrem Klemmbrett Bestellungen und Namen. Sie fragte jeden Passagier nach seinem Namen und seinem Essenswunsch. Als sie den Gang weiter hinunterging, sah mich der Mann neben mir an und fragte: »Sind Sie nicht James Van Praagh, der Mann, der mit den Toten spricht?« Weil ich sehr erschöpft von meiner langen Arbeitswoche war, entgegnete ich humorvoll: »Und manchmal auch mit Lebenden.«

»Mein Name ist Danny«, sagte mein Nachbar und fing dann an, mir ein wenig von sich zu erzählen. Er sei 34 Jahre alt und diene beim Küstenschutz. In den zurückliegenden Jahren habe er sich mit verschiedenen Religionen und Glaubenssystemen beschäftigt. *Nun*, dachte ich, *das könnte ein interessanter Sitznachbar sein*. Also fragte ich ihn: »Und, sind Sie zu irgendwelchen Schlüssen gekommen?« Dann zeigte Danny mir sein wahres Gesicht. »Ich habe nur einen Scherz gemacht«, erklärte er. »Ich glaube nichts von alledem, und ich glaube auch nicht an das, was Sie tun. Ich habe nur so getan, weil ich herausfinden wollte, wie Sie reagieren würden.«

Ich war überrascht von seiner unerwarteten Dreistigkeit und fragte mich: *Wie soll ich es für die nächsten fünf Stunden neben diesem Menschen aushalten?* Doch sofort wurde mir klar, dass mich meine Geistführer auf keinen Fall ohne Grund neben diesen Mann gesetzt hätten. Also hatte ich zwei Möglichkeiten: Ich konnte emotional reagieren oder mich höflich zeigen. Für den Anfang wollte ich es mit der zweiten Möglichkeit probieren.

Als ich Danny fragte, ob er mich je bei der Arbeit gesehen habe, antwortete er selbstgefällig: »Nein, das brauche ich nicht. Ich kenne mich da aus. Die Leute sind ja so blöd, an einen Gott, ein Leben nach dem Tod oder an irgendetwas zu glauben, was sie daran hindert, das eine Leben zu leben, das sie haben.«

»Wenn Sie von Gott sprechen«, wollte ich wissen, »was genau meinen Sie dann mit diesem Begriff?« Er zuckte mit den

Schultern und sagte: »Na, Sie wissen schon, ich meine diesen alten Typen da oben in den Wolken, der die Bibel geschrieben hat.«

»Aha«, entgegnete ich, »an den glaube ich auch nicht.«

Danny kicherte. »Woran dann? Zeus, Thor, das fliegende Spaghettimonster?«

»Nee, an die auch nicht«, erwiderte ich kopfschüttelnd. »Ich glaube an gar keine Gottheit.«

Jetzt meinte Danny, er habe mich in eine Ecke gedrängt. »Sie wissen schon, wozu Sie diese Aussage macht, oder? Sie macht Sie zu einem Atheisten!«

»Rein technisch gesehen trifft das zu«, wandte ich ein. »Aber das bedeutet nicht, dass ich nicht trotzdem an eine Seele oder an das Jenseits glauben kann. Ich darf mir jedes beliebige Glaubenssystem konstruieren, das mich glücklich macht, solange mein Glaube mich nicht dazu veranlasst, anderen Menschen mit Gleichgültigkeit zu begegnen oder irgendjemanden für seine Glaubenshaltung zu verurteilen.«

Danny war schlau und merkte, dass ich mit meinen Worten auf den Anfang unseres Gesprächs angespielt hatte: »Kann schon sein, aber ich mag trotzdem keine Leute wie Sie, die anderen die Köpfe mit unbewiesenem Zeug füllen.«

»Ich finde nicht, dass ich den Leuten ›die Köpfe fülle‹«, erklärte ich, »ich erzähle nur, woran ich glaube, und die Leute sind frei, sich mir anzuschließen oder nicht. Es steht mir nicht zu, irgendjemandem weiszumachen, dass das, woran ich glaube, auch für ihn richtig oder falsch ist.«

Ich vermute, Danny hatte daraufhin keine Lust mehr, das Gespräch fortzusetzen, denn er wendete seine Aufmerksamkeit stattdessen einem Film zu. Ich hatte gewiss nicht die Erwartung, dass Danny mürbe werden würde, doch nachdem sein Film vorbei war und er die Kopfhörer abgenommen hatte, tippte er mir auf die Schulter.

»Tut mir leid, James, ich habe mich wie ein Idiot benommen. Nur weil wir unterschiedliche Sichtweisen haben, habe ich noch lange nicht das Recht, fies zu sein.« Ich nahm seine Entschuldigung an, und für den Rest der Reise führten wir ein entspanntes Gespräch.

Meiner Meinung nach hat jeder Mensch das Recht, an das zu glauben, woran er will, und wir sollten diese Wahl respektieren. Wir alle sind das Ergebnis unserer Lebenserfahrungen. Unhöflich zu sein, Leute zu beschimpfen, sie lächerlich zu machen – all das ist nur das Bedürfnis des Egos, anzugreifen, zu bezichtigen, abzulenken und zu projizieren.

Es gibt weder ein richtiges noch ein falsches Glaubenssystem. Du solltest nur die Unterweisungen verinnerlichen, die in dir Widerhall finden. Jede Seele muss ihren eigenen Weg gehen, doch alle Wege sind auf der gleichen Landkarte verzeichnet. Letztlich führen alle Wege nach Hause. Folge du dem Weg, der dein Herz anspricht.

Lektion 6: Sei du selbst

Wir leben in einer unvollkommenen Welt, dennoch sind wir vollkommene, nach göttlichem Plan erschaffene Seelen. Wenn du dir die Natur ansiehst, erkennst du, dass es Felsen, Bäume, Blumen, Wasser und Berge in vielen verschiedenen Spielarten gibt. Keinem Menschen könnte es jemals gelingen, die Schönheit der Natur zu entwerfen. Stell dir dich selbst als Teil der Natur vor – vollendet gestaltet genau so, wie du bist. Wenn du deine wahre Identität verbirgst, weil du fürchtest, andere könnten dich verspotten, dann verdunkelst du dein Licht. Schon als kleines Kind begriff ich, dass ich ich selbst sein musste, auch wenn andere Kinder mich als »Spinner« und »sonderbar« ausgrenzten.

Als ich mich mit meinen Geistführern über diese Lektion austauschte, fühlte ich mich an meine Freundin Olivia erinnert, die wirklich zum Takt ihrer eigenen Trommel marschierte. Sie schreckte nie davor zurück, ihre Einzigartigkeit zu leben. Ihre Neugier verwandelte unsere gemeinsame Zeit in etwas Besonderes. Es gab Menschen, die sich bei Olivia dafür bedankten, dass sie ihr entzückendes und schrulliges Selbst war. Sie hatte einen besonderen Sinn für Humor und eine Furchtlosigkeit vor dem Leben, die alle anziehend fanden.

Ich lernte Olivia vor ungefähr dreißig Jahren durch meine Freundin Sarah Stevenson kennen. Sarah, Olivia, noch ein paar andere und ich hatten einen gemeinsamen Arbeitskreis, und mehrere Jahre lang trafen wir uns regelmäßig einmal pro Woche. Während dieser Zeit freundeten Sarah, Olivia und ich uns miteinander an; wir brachten viele Stunden damit zu, über Philosophie und unsere Sicht auf die geistige Welt zu diskutieren. Man könnte sagen, dass wir uns auf einer spirituellen Gruppenreise befanden und unsere Erkenntnisse und Erfahrungen miteinander teilten.

Außerhalb des Arbeitskreises waren wir immer bereit, uns mit anderen im Geiste verwandten Menschen zu treffen. Ich erinnere mich an die Zeit, als wir das Privileg hatten, mit dem physischen Medium Leslie Flint zusammen zu sein. Leslie verwendete einen Apparat, den man »ektoplasmatische Voicebox« nennt und der es körperlosen Geistwesen ermöglichte, durch ihn zu sprechen. Personen, die die Geistwesen von früher kannten, bestätigten, dass die Stimmen genauso wie zu ihren Lebzeiten klangen. Ich erinnere mich an die Stimme eines Geistwesens, das sich direkt an Olivia wandte und sie als »eigentümliche Spielkarte« bezeichnete. Wir lachten alle darüber, weil wir die Beizeichnung so treffend fanden. Es war ein unglaubliches Gefühl, dass jemand von der anderen Seite bestätigte, was wir alle empfanden.

Olivia machte es keine Mühe, sich selbst auszudrücken. Sie lebte nach ihren eigenen Regeln und war ständig auf der Suche nach Erkenntnissen und Entdeckungen. Sie wollte immer wissen, warum die Leute so handelten, wie sie es taten, und scheute keine Mühe, um es herauszufinden. Zu behaupten, sie sei unkonventionell, war eine Untertreibung. Mir gegenüber begründete sie ihr Verhalten oft mit den Worten: »Ich muss ich selbst sein.« Sie hätte gar nicht anders gekonnt. Zeit mit Olivia zu verbringen, war immer ein Vergnügen. Zusammen fanden wir die alltäglichsten Dinge zum Totlachen.

Einmal brachte ich sie an einem späten Samstagnachmittag in meinem Wagen nach Hause. Als wir in ihre Straße einbogen, fiel uns ein Haus auf, das komplett erleuchtet war wie für eine Party. Olivia bat mich anzuhalten, und ich stellte den Wagen ab. Es war unübersehbar, dass sie vom Kommen und Gehen der vielen Menschen fasziniert war.

Sie sah mich an und fragte: »Willst du auch mit hineingehen?« Ich antwortete: »Aber wir kennen da niemanden.« Mit einem Achselzucken stieg Olivia aus dem Auto. »Jeder kennt irgendwen«, rief sie, als sie schnurstracks auf das Haus zumarschierte. »Wenn irgendjemand fragt, sag einfach, du bist ein Freund von Mike.«

Ich konnte es nicht fassen, dass wir uns uneingeladen bei einer Party einschlichen, aber ich war in dem Nervenkitzel gefangen, den Olivias Sinn für Spaß und Abenteuer in mir auslöste. Die Tür stand offen, also schlenderten wir lässig hinein. Im Wohnzimmer befanden sich um die vierzig Personen. Auf der einen Seite war ein riesiges Büffet aufgebaut. Da wir den ganzen Tag noch nichts gegessen hatten, schnappten wir uns Teller und stürzten uns ins Abenteuer. Während wir uns leckere Pastagerichte und Gemüse auf die Teller schaufelten, begann eine junge Frau, die neben Olivia stand, Smalltalk zu machen. »Ist das nicht eine wundervolle Party?«, fragte sie Olivia. »Wen kennen Sie denn hier?«

Auf ihre unnachahmliche Weise ließ Olivia nichts aus. Sie zauberte ein strahlendes Lächeln auf ihr Gesicht und sagte: »Oh, Mike und ich sind die allerbesten Freunde.« »Ach, wirklich«, entgegnete die Frau. Olivia spielte weiter ihre Rolle: »Aber ja, wir kennen uns seit Jahren!« Die Frau erwiderte Olivias Lächeln. »Das ist ja wunderbar! Mike hat leider sein Hemd bekleckert und muss sich umziehen. Er ist dafür nur kurz nach oben gegangen. Ich bin sicher, er wird Sie begrüßen wollen.«

Olivia hatte nicht mit dieser Antwort gerechnet, also warf ich ein: »Sehr gut! Ich freue mich, ihn wiederzusehen; unsere letzte Begegnung liegt schon recht lange zurück.« Olivia tippte mich mit ihrem Teller an und machte eine Bewegung mit dem Kopf, um mir zu signalisieren, dass wir essen und dann abhauen sollten. Und das taten wir. Wir gingen in den Hinterhof, setzten uns an einen Gartentisch und verspeisten rasch die Leckereien auf unseren Tellern. Wir saßen unter einem offenen Fester und hörten eine Stimme, die rief: »Mike, jetzt hol dir etwas Neues zu essen, aber gib diesmal Acht!«

Das war unser Stichwort, um durch die Gartenpforte zurück zu unserem Auto zu flitzen. Kaum dort angekommen, brachen wir in wildes Gelächter aus. Niemals, nicht einmal in einer Million von Jahren, wäre es mir auch nur *eingefallen*, ungeladen auf einer Party zu erscheinen, und getan hätte ich es schon gar nicht. Doch der Freigeist Olivia erlegte sich keine solchen Beschränkungen auf. Mehr als irgendjemand sonst wusste sie, zu welchem Zweck Gott sie geschaffen hatte, und so lebte sie. Alles andere wäre ihr wie ein Sakrileg vorgekommen.

Weil Olivia eine meiner engsten Freundinnen war, verabredeten wir, dass derjenige von uns, der als Erster in die geistige Welt hinübergehen würde, den anderen sofort informieren und ihm von der Erfahrung berichten würde. Leider wurde es schon bald offensichtlich, dass Olivia die Erste sein würde. Sie erlitt einen Schlaganfall, der sie in ihrer Beweglichkeit und Sprache einschränkte, nicht jedoch in ihrer Scharfsinnigkeit. Ihr Verstand arbeitete nach wie vor auf Hochtouren, aber ihr Körper konnte nicht mithalten. Das war für sie sehr frustrierend. Sie fühlte sich erbärmlich.

Letzten Sommer war ich irgendwann mit meinem Auto unterwegs, und da platzte Olivia in meinen Kopf hinein. *Ich bin endlich raus aus meinem Körper!*, hörte ich sie sagen. *Ich wollte dir nur Bescheid geben.* Ich schickte ihr meine Gedanken: *Bist du hinübergegangen? Wann ist es passiert?* Ich hörte ihre Antwort laut und klar, als spräche ich mit ihr am Telefon. *Heute!* Und dann war sie weg.

Zwei Stunden später war ich zu Hause und sah in mein E-Mail-Postfach. Wie erwartet, hatte ich eine Mail von Olivias Tochter erhalten, die mich informierte, dass ihre Mutter an diesem Tag gestorben war! Ich blickte in den Himmel und lächelte. »Auf Wiedersehen, meine liebe Freundin.«

In meiner anschließenden Meditation erhielt ich Besuch von Olivia. Ich bat sie, einen Moment zu warten, damit ich mein Telefon auf »Aufnahme« stellen konnte, und dann wiederholte ich laut ihre Worte.

Ich muss schon sagen, es ist ziemlich erstaunlich hier. Erst dachte ich, dass ich träume, denn ich wusste, dass ich im Bett eingeschlafen war. Die Ersten, die ich sah, waren mein Vater, mein Bruder und sogar ein Großvater, den ich seit mehr als sechzig Jahren nicht mehr gesehen hatte. Es war sehr merkwürdig. Ich fragte sie immer wieder: Bin ich gestorben? Falls dem so war, dann fühlte es sich jedenfalls großartig an. Ich wurde von so vielen Leuten begrüßt – manche von ihnen kannte ich, andere nicht. Aber mir war klar, dass ich auf die eine oder andere Weise mit ihnen allen in Berührung gekommen war, und sei es auch noch so kurz gewesen.

Bevor ich hierherkam, wusste ich nicht, wie sehr ich Menschen geholfen oder ihnen wehgetan hatte. Du musst sehr vorsichtig mit den Worten und Gedanken sein, die du produzierst, denn sie sind äußerst real. Wenn ich die Leute hier fragte, woher sie mich kennen, projizierten sie einen kleinen Film in meinen Kopf. Sogar wenn ich wissen wollte, woher ich sie kannte, forderten sie mich auf, in meinem Kopf nach der Erinnerung zu suchen, und ich sah dann Bilder, so, als würde ich zu Hause einen Film anschauen.

Der Tod ist nichts als eine Heimkehr, eine Rückkehr zu dem, der man wirklich ist, was man aber vergessen hat. Rückblickend kommt es mir vor, als sei ich während meines Lebens auf der Erde scheintot gewesen. Wenn ich hier spazieren gehe, dann werden Blumen in all ihrer Schönheit und Majestät lebendig. Dieser Ort ist wahrhaftig ein Spiegelbild der Seele.

Und zu dir, James, kann ich mit bestem Gewissen sagen, dass du auf der Erde wirklich mein Geistführer warst. Ich danke dir für deine Hilfe dabei, die Kreise des Lebens zu erkennen und etwas über die Lichtwelt in Erfahrung zu bringen.

Ich war so fassungslos über Olivias Botschaft, dass ich ihr eine praktische Frage stellen musste. Sie antwortete auf die für sie typische Weise.

Hast du schon Sam Francis getroffen?, wollte ich von ihr wissen. Sam Francis war ein berühmter Künstler, den Olivia und ich sehr gut kannten. Olivia arbeitete ein Jahr lang für ihn, und er versprach ihr, im Gegenzug ein Bild eigens für sie zu malen. Leider starb er 1994 an Prostatakrebs, bevor er sein Versprechen einlösen konnte. Als Olivia mir von ihrem Wiedersehen mit ihm in der geistigen Welt erzählte, konnte ich mich vor Lachen kaum halten.

Ja, ich habe Sam wiedergesehen. Er überreichte mir ein Gemälde, und ich sah ihn an und sagte: Das hilft mir jetzt wirklich weiter. Vielen Dank, aber nein danke!

Auf der anderen Seite verlor Olivia nicht ihre einzigartige Perspektive und Persönlichkeit. Das zeigt, dass wir unsere Einzigartigkeit unbedingt ausdrücken und feiern sollten. Wer weiß schon, wie unser Selbstausdruck anderen bei ihrer Reise hilft. So viele von uns meinen, sich anpassen zu müssen, auch dann, wenn sie dazu die natürlichen Eigenschaften ihrer eigenen Persönlichkeit unterdrücken müssen. Auch ich habe mich in dieser Hinsicht schuldig gemacht; aber ich hatte das Glück, jemanden wie Olivia zu kennen, die ihren eigenen Weg nicht nur einfach ging, sondern ihn sich freisprengte.

11. KAPITEL

ÜBER GRÖSSERE WAHRHEITEN

Lektion 7: Akzeptiere Herausforderungen als Lektion

Ein Junge, den ich kannte, fühlte sich von Gott im Stich gelassen und war sehr wütend darüber, dass es sein Schicksal war, an einem Tumor zu leiden, der an seinem Unterkiefer gewachsen war. Er war ein guter Junge, ein Messdiener. Warum also musste er dieses Schicksal erdulden? Er kannte jede Menge Kinder, die einen solchen Tumor viel eher verdient hätten als er. Vor allem die Kinder, die ihn in der Schule schikanierten, weil er so klein war. Die Geschwulst an seinem Hals gab seinen Klassenkameraden nun auch noch einen weiteren Grund, um sich über ihn lustig zu machen. Mit seinen neun Jahren konnte er sich diese Ungerechtigkeit nicht erklären.

Nach einer Unmenge von Tests und einer endlosen Zahl von Ärzten, die am Hals des Jungen herumdrückten, trafen seine Eltern die Entscheidung, den Tumor operativ entfernen zu lassen.

Früh an einem Montagmorgen fuhr seine Mutter ihn in die Hals-, Nasen- und Ohrenklinik in Manhattan in New York City. Die meisten anderen Kinder waren in der Klinik, um ihre Mandeln entfernen zu lassen. Seine Mutter half ihm, sich zurechtzufinden und blieb bei ihm, bis die Besuchszeit vorüber war. Sie küsste ihn zum Abschied und sagte: »Sei ein tapferer kleiner Soldat für mich.«

Sein Zimmer war wie ein Krankensaal – es war mit Betten vollgestellt, und die Kinder durften miteinander spielen. Doch keines der anderen Kinder wollte mit dem merkwürdigen Jungen spielen, der diese große Beule am Hals hatte. Der Junge wurde sehr traurig und deprimiert und begriff nicht, warum die anderen Kinder so gemein zu ihm waren. Er fühlte sich sehr einsam.

Während er allein am Spieltisch saß, übermannten ihn seine Gefühle, und er fing an zu weinen. »Warum weinst du?«, fragte ihn eine Stimme. Er blickte auf und sah einen anderen Jungen bei ihm sitzen, der sich als Frankie vorstellte. Er erklärte Frankie, dass die anderen Kinder ihn ärgerten, weil er so anders aussah. Frankie sagte: »Ach, was wissen die schon? Ich finde deine Beule sieht cool aus. Sie zeigt, dass in dir so viel Nettigkeit steckt, dass sie sich nach außen vorwölben muss. Warum stellst du dir dich nicht als eine Art Supermann mit besonderen Kräften vor?« Das Gesicht des Jungen hellte sich auf, und er fragte seinen neuen Freund: »Und du, warum bist du hier?« »Ich habe mein Ohr mit einem Bleistift verletzt«, erklärte Frankie. Und die beiden Jungen lachten laut los. Nach und nach kamen die anderen Kinder herbei und spielten mit. Frankie hatte die Situation gerettet.

Am nächsten Morgen fand die Operation statt. Als der Junge danach wieder aufwachte, musste er sich heftig erbrechen. Erschöpft von der Narkose blickte er sich um und wusste nicht, wo er war. Dann bemerkte er die dicke Bandage um seinen Hals und erinnerte sich.

Später an diesem Vormittag wollte er Frankie seine Bandage zeigen, musste jedoch feststellen, dass der bereits nach Hause geschickt worden war. Eines nach dem anderen wurden auch alle anderen Kinder, die ihn inzwischen akzeptiert hatten, entlassen, und die Betten wurden von neuen Kindern in Besitz genommen, die auf ihre Mandeloperationen warteten. Wegen der Bandage, die sein halbes Gesicht und den Hals bedeckte, fing er an, sich sehr unsicher zu fühlen. Nachdem die neuen Kinder sich eingerichtet hatten und ihre Eltern gegangen waren, fingen sie an, einander in Augenschein zu nehmen. Seine Bandage zog ein paar Blicke auf sich, doch das größte Interesse fand ein Junge, mit dessen Mund etwas nicht stimmte. Seine Oberlippe war gespalten, und eine Narbe führte von der Lippe bis hinauf in die Nase, die auch irgendwie merkwürdig aussah.

Anfangs war der Junge mit der Bandage erleichtert darüber, dass ein anderes Kind alle Blicke auf sich zog, aber er merkte, dass der Junge mit der komischen Lippe unglücklich und verängstigt war. Er erinnerte sich daran, dass er selbst sich auch so gefühlt hatte, als Frankie sich ihm das erste Mal zugewandt hatte. Er wusste, was zu tun war.

Er ging hinüber zu dem Jungen mit der Lippe, der auf seinem Bett saß. »Hallo, mein Name ist Jamie Van Praagh. Und wie heißt du?«

Nachdem ich aus dem Krankenhaus entlassen worden war, fuhr meine Mutter mit mir hinauf zur obersten Etage des Empire State Building. Ich erinnere mich an die Fahrt mit der überfüllten U-Bahn und daran, wie klein ich mich zwischen all den Erwachsenen fühlte, die drängelten und schoben, um einen Sitzplatz zu ergattern. Als wir uns im Foyer des Empire State Building in die Schlange vor dem Aufzug stellten, konnte ich meine Aufregung kaum im Zaum halten. Sobald wir in den Fahrstuhl einstiegen und uns mit den vielen anderen Menschen in die Aufzugkabine quetschten, umklammerte ich die Hand meiner Mutter. Als wir nach oben rasten, spürte ich, wie mir der Magen in die Kniekehlen rutschte und sich der Griff meiner Mutter verfestigte.

Als sich die Türen öffneten, rannte ich zum Geländer der Aussichtsplattform und sah hinunter. Ich hatte nie zuvor etwas Vergleichbares gesehen: Die ganze Stadt breitete sich vor meinen Augen aus, und alles sah wie winziges Spielzeug aus. Mich überwältigte die Stille; der Lärm und der Radau der Stadt unter mir waren weit entfernt. Über mir war nichts als blauer Himmel, betupft mit ein paar Wolken. Es war so wunderschön, dass ich mich nicht losreißen konnte. Doch schließlich nahm meine Mutter meine Hand, und wir gingen auf eine andere Seite.

Die Stadt von oben zu sehen, veränderte meine Perspektive. Ich hatte das Gefühl, dass ich von dieser Aussichtsplattform Zeuge von all dem war, was da unter mir vor sich ging. Ich sah das, was ich heute als das *größere Gesamtbild* bezeichne. Mein Verstand flog zurück zu meinem Krankenhausaufenthalt. Ich spürte eine unsichtbare Hand, die mir eine wichtige Lektion erteilte. Wie sehr ich mich zuvor wegen des Tumors auch als Zielscheibe Gottes gefühlt hatte – jetzt, da die Qual vorüber war, kam es mir wie ein Geschenk vor. Es ging mir gut, und ich war wieder gesund, aber ich hatte diese wunderbare Lektion des Mitgefühls erhalten.

Wann immer ich mich seither von einer Menge eingeengt und umhergeschoben fühle, gehen meine Gedanken zurück zu jenem Moment auf der Aussichtsplattform, und das größere Gesamtbild stellt sich vor meinem inneren Auge scharf. Ich betrachte die Narbe an meinem Hals und empfinde sie als ein Abzeichen für meinen Mut. Ich trage sie mit Stolz und Freude, weil das Ganze ein Test für mich war, ein Test, den ich bestanden habe. Ich gab der Negativität keinen Raum, sondern fand in mir die Kraft, mich selbst zu lieben und meine Liebe mit anderen zu teilen.

Lektion 8: Gedanken erschaffen deine Wirklichkeit

Alles in der physischen Dimension ist ein zum Leben erweckter Gedanke. Wir befinden uns auf dem Fahrersitz und haben die Fähigkeit, unser Leben so zu gestalten, wie wir es uns vorstellen. Die Projektion unserer Ängste und Unsicherheiten auf andere Menschen erschafft eine mit Ängsten und Unsicherheiten behaftete Wirklichkeit, die vielleicht gar nicht existiert. Jeder Mensch ist Schöpfer. Es liegt in unserer Verantwortung, eine bewusste und gesunde Wahl zu treffen. Das Empfinden von Freude ist deine wahre Ausdrucksform als spirituelles Wesen. Wir sind so in unseren alltäglichen Ärgernissen gefangen, dass wir darüber vergessen, dass in der kreativen Seite unserer Seele das Element der Freude steckt, mit deren Hilfe wir das energetische Gleichgewicht wiederherstellen und Harmonie schaffen können.

Ich lebe im San Diego County, wo viele ältere Bürger zu Hause sind. Wir haben das Glück, das fantastische Wetter im südlichen Kalifornien, gutes Essen und ein unvergleichliches Freiheitsgefühl genießen zu dürfen. Aber es gibt auch Nachteile, und dazu gehört vermutlich an erster Stelle das Fahren auf den Schnellstraßen. Manchmal sind die merkwürdigsten Umstände erforderlich, um unser freudiges Selbst an die Oberfläche zu holen. Davon durfte ich mich kürzlich erst wieder selbst überzeugen.

Ich hatte eine Verabredung in Los Angeles, und mehrere Freunde rieten mir, den Zug zu nehmen, statt mit dem Auto über den gefürchteten San Diego Freeway in die Stadt zu fahren. Ich befolgte den Rat meiner Freunde und kaufte mir für die Zweistundenfahrt nach Norden einen Fahrschein. Ich setzte mich in den Zug, der die nächste Viertelstunde im Bahnhof stand. Die Minuten verstrichen, und ich fragte mich, ob das wohl der normale Ablauf war. Da erregte ein Tumult auf dem Bahnsteig meine Aufmerksamkeit.

Ich schaute aus dem Fenster und sah eine Schaffnerin, die einem alten Mann dabei half, den Weg zum Zug zu bewältigen. Die Schaffnerin trug einen Transportkorb für Tiere in der Hand. Sie stiegen in den Waggon, in dem ich saß, und ich sah zu, wie sie den alten Mann mit seinem Hund im Transportkorb zwei Reihen vor mir unterbrachte. Die höfliche Schaffnerin ließ sich nun darüber aus, wie niedlich sie den Hund fand, da fiel ihr der alte Mann ins Wort und sagte: »Sie können jetzt gehen. Ich will nicht gestört werden oder dass man wegen uns irgendein Aufhebens macht.« Völlig verdattert trat die Schaffnerin rasch den Rückzug an.

Schließlich fuhr der Zug aus dem Bahnhof hinaus, und wir traten unsere Fahrt an. Wir waren noch nicht weit gekommen, da fing der Hund an zu winseln. Ich hörte wie eine Frau, die in der Nähe des Mannes saß, zu ihm sagte: »Ich bin sicher, es macht niemandem hier etwas aus, wenn sie Ihren Hund aus dem Käfig lassen und auf den Schoß nehmen.«

Der Mann erwiderte bellend: »Ihm geht's gut da drinnen. Er mag keine Fremden. Er hätte nur Angst.« Damit hatte er die Frau zum Schweigen gebracht.

Ich dachte, *armer Kerl*, und fragte mich, ob es wirklich eine gute Idee gewesen war, die Bahn zu nehmen. Während der Zug weiter Richtung Norden zuckelte, blickte ich von Zeit zu Zeit hinüber zu dem Mann und sah, wie er immer wieder einnickte. Ich fragte mich, wie ein Mensch so werden konnte, dass er sich derart vor jeder Hilfsbereitschaft verschloss. Dann nahm ich drei Geistwesen in Kindergestalt wahr, die ihn umgaben. Ich hatte den Eindruck, dass die Geistwesen nicht mit dem Mann verwandt waren; vielmehr schienen sie Geistführer zu sein, die mit der Aufgabe betraut waren, in der bekümmerten Seele des Mannes eine milde Leichtigkeit und Freude zu wecken.

Als ich hinüberspähte, um die kindlich-fröhlichen Geistwesen zu beobachten, fing der Hund, der ihre Anwesenheit offenbar spürte, unkontrolliert zu bellen an. Wie im Halbschlaf wedelte der Mann mit der Hand, um den Hund zum Schweigen zu bringen. Ich schickte den Geistführern eine telepathische Botschaft, um ihre Intentionen zu erfragen. Ich erfuhr, dass der Mann den Hund so sehr liebte, dass er nicht bereit war, ohne ihn zu verreisen. Allerdings fürchtete er, die Mitreisenden könnten ihm das als Schwäche auslegen und würden sich darüber ärgern, dass der Hund mit ihnen im Zug war.

Ich begriff, was die Geistführer mir sagen wollten: Der alte Mann hatte sich seine Wirklichkeit bereits erschaffen, noch bevor er überhaupt im Zug saß. Mit seinen Gedanken hatte er rings um sich herum Mauern und Zäune errichtet in der Hoffnung, dass man ihn in Ruhe ließ, denn er erwartete eine Verurteilung, die gar nicht erfolgt wäre, wenn er sie mit seinem Verhalten nicht herausgefordert hätte. Ohne die durch seine Vorurteile erzeugte schlechte Atmosphäre hätte seine Zugreise viel glücklicher verlaufen können. Die Geistführer erklärten mir, dass sie an seiner Geisteshaltung arbeiteten.

Ein etwa zehnjähriges Mädchen kam an mir vorbei den Gang entlang und blieb vor dem alten Mann stehen. »Hallo«, sagte sie, »ich habe Wasser für Ihren Hund gebracht«, und sie stellte die Schüssel mit Wasser zu seinen Füßen ab.

»Schon okay«, brummte er, »sie braucht kein Wasser. Danke trotzdem.«

»Aber ich habe es extra für Ihren Hund mitgebracht. Können wir es versuchen?«

Der Mann sah zu den Mitreisenden und schien verlegen. Er öffnete den Hundekorb, holte einen kleinen Dackel heraus und setzte ihn auf den Boden. Der Hund trank ein wenig Wasser und wedelte mit dem Schwanz. Das kleine Mädchen lachte und sagte: »Wie heißt sie denn?«

»Doxie«, entgegnete er, während er die Gesichter der anderen Passagiere misstrauisch musterte.

»Darf ich sie auf den Arm nehmen?«, bat das Mädchen.

»Sicher«, antwortete er.

Das Mädchen nahm Doxie auf den Arm, bekam dafür ein paar Hundeküsse und quietschte vor Freude. Zum ersten Mal machte sich ein Lächeln auf dem Gesicht des alten Mannes breit. Als die Hündin wieder auf den Boden gesetzt wurde, flitzte sie sofort davon, um all die anderen Leute im Waggon zu beschnüffeln.

»Doxie, nein!«, brüllte der Mann. Aber Doxie schloss bereits neue Freundschaften. Sie begrüßte alle, auch mich. Ich hörte, wie die Leute »Hallo, Süße« und »Du bist so niedlich!« riefen. Ich beobachtete, wie Panik und Angst langsam aus dem Gesicht des alten Mannes wichen, als die Leute zu ihm hinübersahen und ihn anlächelten. Daraufhin begann der Mann zu weinen, denn ihm wurde klar, dass die Menschen doch nicht so schlecht sind und er sie nicht auszusperren brauchte.

Es war eine sehr besondere Zugfahrt, und die einzigartigen Geistführer leisteten Wunderbares, indem sie den griesgrämigen alten Mann die einfache Freude des Teilens miteinander spüren ließen. Als der Zug durch den Bahnhof »Long Beach« hindurchfuhr, hörte ich, wie der alte Mann einem Mitreisenden davon erzählte, dass Doxie ihn heute nicht zum ersten Mal gerettet hatte. Er drückte den Hund an sich. Es war offensichtlich, dass Doxie auch einer seiner Geistführer war, denn die Hündin förderte das Beste in ihm zutage.

Wir können uns wie der alte Mann im Zug innerlich zurückziehen und uns einsam fühlen oder wir können auf unsere Mitmenschen zugehen. Menschen sind immer hilfsbereit, denn jeder von uns ist Licht. Manche lassen ihr Licht heller strahlen als andere. Es ist unsere Aufgabe, das Licht in anderen zu erkennen und zum Leuchten zu bringen.

Lektion 9: Bleib aufgeschlossen

Als mich meine Geistführer an die nachfolgende Geschichte erinnerten, dachte ich erst, es sei das Thema der Lektion, für die Botschaften rings um uns herum aufgeschlossen zu bleiben. Doch als die Erinnerung zurückkehrte, wurde mir klar, dass es darum ging, offen für neue Denkweisen zu sein und sich nicht einfach deshalb über Beweise hinwegzusetzen, nur weil sie nicht in das eigene Denkschema passen.

Es waren die späten 1990er-Jahre, und mein Buch *Und der Himmel tat sich auf* befand sich noch auf der Bestsellerliste. Ich lebte noch in L. A., und Brian saß jedes Wochenende anderthalb Stunden im Auto, um nach der Arbeit vom Orange County zu mir zu fahren. An dem besagten Freitag war ich gerade vom Strand nach Hause gekommen; ich hatte dort in der Sonne gelegen und mir einen Sonnenbrand geholt. Als Brian eine Aloe-Vera-Creme auf meinem Rücken verteilte, sagte ich: »Das erinnert mich an diesen Film, in dem Charles Grodin auf Hochzeitsreise fährt und seine Frau sich einen schlimmen Sonnenbrand holt.«

Brian erstarrte. »Das gibt es doch nicht, dass du jetzt davon anfängst!«, rief er entgeistert. »Erst heute bei der Arbeit hat mich jemand, der weiß, dass ich mich gut mit Filmen auskenne, nach dem Namen des Films gefragt, in dem sich Charles Grodin während seiner Flitterwochen in Cybill Shepherd verliebt. Wie groß können wohl die Chancen sein, dass das Gespräch gleich zweimal an einem Tag auf einen Film wie *Pferdewechsel in der Hochzeitsnacht* kommt?«

Wir lachten darüber und setzten unseren Freitagabend in gewohnter Weise fort, indem wir uns etwas zum Essen holten und dann im Videoverleih vorbeifuhren, um einen Film auszuleihen. Wir trafen unsere Wahl und stellten uns dann in die Schlange an der Kasse. Die Frau vor uns kam an die Reihe und sagte zum Verkäufer: »Guten Abend, ich habe gestern diesen Film ausgeliehen, aber als ich ihn abspielen wollte, da funktionierte es nicht. Nun weiß ich nicht, ob etwas mit dem Film oder mit meinem Abspielgerät nicht in Ordnung ist.« Der Verkäufer legte die Kassette in seinen Videorekorder und, ob du es glaubst oder nicht, der Vorspann von *Pferdewechsel in der Hochzeitsnacht* flimmerte über den Bildschirm.

Brian und ich sahen einander mit weit aufgerissenen Augen an. Ich kam mir vor, als sei ich ein Opfer von »Die versteckte Kamera« geworden. Wir zerbrachen uns das ganze Wochenende lang die Köpfe darüber, was meine Geistführer mir wohl damit hatten mitteilen wollen. Am Montagmorgen erhielt ich dann einen Anruf von den Produzenten der »Charles Grodin Show«, die auf einem der Kabelsender lief; sie wollten, dass ich in einem Beitrag über das Paranormale auftrat. Damit war das Geheimnis gelüftet.

Aber die zweite Lektion offenbarte sich erst, als wir die Show aufzeichneten. Ich hatte meinen Auftritt gemeinsam mit meinen Freunden Dr. Brian Weiss und John Edward; außerdem war ein Skeptiker eingeladen, wozu sich diese TV-Shows immer verpflichtet fühlen, damit sie »fair und ausgewogen« wirken. John machte ein Reading für eine willkürlich ausgewählte Anruferin und fragte sie: »Bedeutet Ihnen der 14. August irgendetwas?« »Ja«, rief die Anruferin begeistert, »da habe ich Geburtstag!« Alle in der Expertenrunde empfanden das als ausgezeichneten Treffer – nur der Skeptiker nicht. Als Charles ihn fragte, ob er denn nicht beeindruckt sei, entgegnete er: »Wenn er zu der Anruferin gesagt hätte ›Ihr Geburtstag ist am 14. August‹, dann wäre das übernatürlich gewesen. Aber das hat er nicht. Er fragte: ›Bedeutet Ihnen der 14. August etwas?‹ Es gibt zig Leute, die am 14. August Geburtstag haben.«

Die Expertenrunde fing an zu lachen, bis ihnen klar wurde, dass er es bitterernst meinte. Er bewegte sich keinen Millimeter; sein Verstand verschloss sich der Möglichkeit vollkommen, dass John den Geburtstag der Anruferin über das Telefon aufgefangen hatte. Wir versuchten, großzügig zu sein, und einigten uns darauf, uneinig zu sein. Aber das war der Augenblick, in dem ich mich entschied, keine Rücksicht mehr auf Pessimisten zu nehmen. Ich würde einfach mein Ding machen, und was immer sie von mir hielten, war nicht länger meine Angelegenheit.

TEIL IV

DIE VERBINDUNG MIT DEINEN GEISTFÜHRERN AUFNEHMEN

12. Kapitel

Deinen Geist trainieren

Das Leben, das wir wahrnehmen, ist nur die Spitze des Eisbergs unserer tatsächlichen Wirklichkeit. Und der Körper, den du vor dir im Spiegel siehst, enthält nur ein Bruchstück deiner Seele. Die Energie deines höheren Selbst ist mit dem Gewebe all dessen verflochten, was ist. Sie befindet sich jederzeit überall. Der Teil deiner Seele, der an dieser physischen Dimension teilhat – also der, der gerade diesen Satz liest –, hat freiwillig angeboten, sein Bewusstsein auf diese einschränkende, lehrreiche, dichte Arena, die wir Erde nennen, zu fokussieren. Aber du bist viel mehr als dieser Teil von dir.

Stell dir deine Seele als eine Sonne vor, die eine unendliche Zahl von Sonnenstrahlen aussendet. Dein »jetziges« Leben ist einer dieser Sonnenstrahlen, aber er hat sich entschieden, nur sich selbst wahrzunehmen. In Wirklichkeit macht die *Gesamtheit deiner selbst* Erfahrungen in anderen Dimensionen und Leben, lässt sich auf große Unterfangen und kleine Aufgaben ein und verarbeitet dabei große Emotionen der Liebe und des Verlusts. Doch alle Strahlen speisen gemeinsam das Ganze. Du – dieser eine Strahl, dessen du dir bewusst bist – hast eine

Aufgabe, und du bist wesentlich für das Wohlergehen deines höheren Selbst. Ich möchte dich darin unterstützen, deinen Geist zu trainieren, damit du Zugang zu den anderen Dimensionen deiner Seele bekommst. Wenn du dein Bewusstsein von deinem Ego abziehst, verschaffst du deinen Geistführern und dir nahestehenden Geistwesen den Raum, den sie brauchen, um Einfluss auf deine Seele zu nehmen. Vergiss nicht, dass dein Geist nicht identisch mit deinem Verstand ist und dass er nicht in deinem Körper wohnt. Der größere oder höhere Geist, von dem ich spreche, ist deine Seele, und sie existiert in Reichen, die weit über das hinausgehen, was das menschliche Gehirn zu verstehen vermag.

Wenn du dein Bewusstsein erweitern willst, dann ist es entscheidend, dich selbst zu kennen. Denn auch, wenn es wahr ist, dass wir alle eins sind – hier auf der Erde leben wir mit der Illusion, voneinander getrennte Wesen zu sein. Für unsere Seelen fühlt es sich fremd und merkwürdig an, sich als abgeschnitten und isoliert zu empfinden, doch das sind nun einmal die Bedingungen, denen wir mit unserer Inkarnation in der physischen Welt zugestimmt haben. Doch nun die gute Nachricht: Wenn du dir Mühe gibst, zu wissen, wer du bist, fällt es dir leichter zu erkennen, was *anders* ist als du. Das bezeichnet man als Urteilsvermögen.

So wie ein Kleinkind von seinen Eltern lernt, was richtig und was falsch ist, so helfen uns unsere Geistführer, uns in dieser schwierigen Dimension zurechtzufinden, indem sie uns an ihrer Weisheit teilhaben lassen. Wir müssen uns nur darin üben, uns für ihre Weisheit zu öffnen.

Die Grundregeln

Ich gar kann nicht genug hervorheben, wie wichtig es ist, in einem spirituellen Tagebuch deine Fortschritte festzuhalten. Fang damit an, dass du deine Gründe für die Kontaktaufnahme mit deinen Geistführern und deine Erwartungen an sie aufschreibst. Sobald du dein Tagebuch hast, nimm es in die Hand und verbinde es mit deiner Intention wie zum Beispiel: *In diesem Tagebuch will ich die Informationen aufschreiben, die mein Geistführer mir gibt.* Du kannst deinem Tagebuch einen Namen geben wie etwa »Mein Geistführer-Buch« oder »Die Weisheit meiner Geistführer«, wie ja auch dieses Buch heißt.

Es ist wichtig, dass du dir jeden Tag Zeit nimmst (am besten immer zur gleichen Tageszeit), um dich in deinem Herzen zu zentrieren (in deinem Seelenzentrum). Im nächsten Kapitel erkläre ich, wie du dein Energieniveau anheben kannst, damit du für den allumfassenden Geist empfänglicher bist. Du willst der geistigen Welt zeigen, dass du es mit deiner Entwicklung erst meinst.

Leg dir für jeden Tag eine Intention fest. Vergiss nicht, es ist äußerst wichtig, dass du den allumfassenden Geist wissen lässt, warum du das Gespräch suchst. Vielleicht möchtest du anderen helfen, oder du möchtest die Lektionen herausfinden, die es für dich in diesem Leben zu lernen gilt. Sorge dafür, dass sich dir dein Ego nicht in den Weg stellt. Achte darauf, dass deine Intention ihren Ursprung in deinem Herzen hat.

Nimm dir die nötige Zeit, um dir ein »Symbollexikon« zu erstellen. Der allumfassende Geist kommuniziert häufig über Symbole, und du solltest unbedingt definiert haben, was jedes Symbol für dich bedeutet. Ein Ring beispielsweise kann die Ehe symbolisieren oder die Absicht, zu heiraten. Eine Rose kann für eine Entschuldigung oder eine romantische Geste stehen. Jeder,

der mit dem allumfassenden Geist in Kontakt treten will, sollte ein solches Symbollexikon haben, und dein Tagebuch ist dafür der ideale Platz. Du kannst darin so lange nachschlagen, bis dir die Entschlüsselung der Symbole zur zweiten Natur geworden ist. Schreib so viele Bezüge und Assoziationen dazu auf, wie dir nur einfallen, damit sie dich bei deiner Kommunikation mit deinen Geistführern unterstützen.

Du bist in erster Linie ein geistiges Wesen. Denke daran, dass du in dem Gefühl für deine eigene Göttlichkeit mit den Geistführern kommunizierst. Das hat nichts mit dem menschlichen Teil von dir zu tun. Mach dir klar, dass dir immer dann, wenn du etwas bewertest, dein Ego in die Quere kommt. Die meisten irdischen Situationen sind für den allumfassenden Geist ungefährlich; es gibt sie eben. Erst das menschliche Ego versieht sie mit Etiketten, auf denen »gut«, »schlecht« oder »falsch« steht. Du wirst Zeit brauchen, also *habe bitte Geduld* mit dir und mit dem Prozess. Ich tue diese Arbeit seit über dreißig Jahren und lerne immer noch dazu.

Lege deine Intention fest

Von dem Moment an, an dem du morgens erwachst, sollte dich ein Gefühl der Dankbarkeit erfassen. *Danke für einen weiteren Tag, der mir Lernen ermöglicht.* Achte auf deine Gedanken. Ich weiß, dass viele von euch, die diese Zeilen lesen, vielleicht denken: *Mein Körper schmerzt ständig. Soll ich dafür dankbar sein?* Oder: *Ich habe mein Kind verloren. Und dann soll ich fröhlich sein*? Ich möchte nicht den Eindruck erwecken, als wollte ich deine inneren Kämpfe kleinreden oder als hätte ich kein Mitgefühl für dein Ringen. Ich will zum Ausdruck bringen, dass die Hindernisse auf unserem Weg dort platziert wurden, damit wir daraus lernen können. In meiner Weltsicht ist alles in der physischen Welt vorübergehend, denn deine Seele ist vollkommen und unsterblich. Steh nicht jeden Morgen mit dem linken Fuß auf und beginne den Tag mit negativen Gedanken. Geh auch nicht wie benebelt umher. Übe dich darin, stets aufmerksam und bewusst zu sein. Gedanken sind real – sie können deine Stimmung *und* deine Gesundheit beeinflussen.

Wenn du morgens duschst und dir das Wasser über den Körper läuft, schließ die Augen und stell dir einen Moment lang ein goldenes Licht aus liebevoller Energie vor, das in dich hineinfließt. Nimm wahr, wie dieses goldene Licht in jede Zelle, jeden Muskel, jeden Knochen und jedes Gewebe strömt. Beobachte, wie sich das Licht ausbreitet und durch dein Energiefeld und über deinen Körper hinaus in dein spirituelles Selbst hineinfließt. Während das geschieht, stell dir vor, wie sich all die Energien, die dir nicht zum höchsten Wohl gereichen, auflösen und in den Abfluss fließen. Mutter Erde wird sie neutralisieren. Das goldene Licht schenkt dir ein Gefühl der Ausgeglichenheit, des Friedens und der Zugehörigkeit zu der einen Quelle. Da du dir deiner selbst vollständig bewusst bist, weißt du, dass du ein Teil des Universums bist und dass diese wunderbare Energie dich den ganzen Tag lang erfüllt.

Bevor du die Dusche verlässt, sprich die Worte: »Möge Gott vor mir hergehen und mir heute meinen Weg zeigen.« Auf diese Weise legst du deine Intention fest und programmierst die Räume, mit denen du jeden Tag in Berührung kommst. Wenn du diesen Gedanken aussendest, dann übermittelst du tatsächlich deren Schwingung und sorgst dafür, dass die gleiche Schwingung zu dir zurückkehrt. Sorge dafür, dass deine Intention dich widerspiegelt. Ich selbst variiere meine Intentionen im Laufe der Woche. Manchmal sage ich: »Ich bin ein Magnet. Ich ziehe nur Liebe an und die Erfahrungen, die am allerbesten für mich sind.« Oder: »Geist, führe mich heute. Möge jeder, der mir heute über den Weg läuft, erleuchtet sein.«

Setze deine Intention für jeden Tag neu. Mach dir das zur Gewohnheit. Falls es nötig sein sollte, hänge in oder in der Nähe der Dusche einen Zettel oder einen Gegenstand auf, um dich daran zu erinnern, deine Intention festzulegen. Bereits nach zwei Wochen wirst du anfangen, dich zentriert, verbunden und in Balance zu fühlen. Und ein Gefühl der Erneuerung wird dich erfüllen.

Mit dem Bewusstsein wandern

Ein gewaltiger Anteil unseres Bewusstseins richtet sich auf die materielle Welt. Dafür können wir nichts, das ist eine Notwendigkeit. In dieser physischen Dimension ist es wichtig, dass wir uns unserer Umgebung bewusst sind. Wir müssen ununterbrochen auf unsere fünf Sinne eingestimmt sein. Wir müssen darauf aufpassen, wohin wir gehen oder was unsere Kinder oder Haustiere gerade tun; wir müssen anderen zuhören oder während des Fahrens auf die Alarmsirenen von Krankenwagen achten; wir müssen Rauch oder Gas wahrnehmen; wir müssen prüfen, ob Nahrungsmittel schlecht geworden sind oder ob etwas zu heiß oder zu scharf ist, um es zu berühren.

Die meisten von uns vergessen, ihr Bewusstsein vom Physischen zum Spirituellen zu verlagern. Da wir jedoch spirituelle Wesen sind, die lediglich eine vorübergehende physische Erfahrung machen, scheint die Zeit, in der wir unser Bewusstsein auf die Dinge der Erde richten, im Ungleichgewicht zu der Zeit zu stehen, in der wir unseren Geist nähren. Ich finde es angemessen, wenn wir einen Teil unseres Bewusstseins dorthin lenken, wo wir eigentlich zu Hause sind.

Damit kommen wir zur Meditation. Ich kann gar nicht genug betonen, wie hilfreich ein tägliches Meditationsritual für diejenigen ist, die Kontakt zu ihren Geistführern herstellen möchten. Um dir diese Aufgabe zu erleichtern, stelle ich dir im letzten Kapitel eine eigens für dich entwickelte geführte Meditation vor. Doch damit du dich damit wohlfühlst, wenn deine Aufmerksamkeit außerhalb deines physischen Körpers ist, gebe ich dir dafür nachfolgend ein paar Übungen an die Hand.

Übersinnliche Reise

Wähle einen Zeitpunkt am Tag, an dem eine Störung am unwahrscheinlichsten ist. Nimm eine bequeme Sitzhaltung ein und schließe die Augen. Zentriere dich mit ein paar bewussten, tiefen Atemzügen. Nun gestatte es deinem Bewusstsein, erst deinen Körper und dann auch das Zimmer zu verlassen. Während du weiterhin mit geschlossenen Augen auf deinem Stuhl sitzt, lässt du es zu, dass dein Bewusstsein den angrenzenden Raum untersucht. Nimm jede Einzelheit wahr. Was siehst du da auf dem Boden? Eine verirrte Socke? Ein Spielzeug? Ein paar Schuhe? Was siehst du auf der Tischplatte? Eine Kaffeetasse? Eine Brille? Einen Schlüsselbund?

Erlaube es deinem Bewusstsein, das Haus zu verlassen. Richte deinen Blick auf den Himmel. Ist er bewölkt? Wie ist das Wetter? Wo steht die Sonne oder der Mond? Stehen irgendwelche geparkten Autos in deiner Straße? Welche Farben haben sie? Liegen Blätter auf dem Boden? Kannst du sie zählen? Nimm dir Zeit.

Lass dein Bewusstsein langsam wieder in deinen Körper zurückkommen. Mache ein paar bewusste, tiefe Atemzüge und öffne die Augen. Sobald du bereit dazu bist, geh hinaus und sieh nach, ob du recht hattest. Lass dich nicht entmutigen, falls du dich geirrt haben solltest. Es ist Übung dazu erforderlich, damit du besser wirst. Sobald du mit dieser Übung vertraut bist, fang an, deine übersinnliche Reise noch weiter auszudehnen.

Wort des Tages

Suche dir am Morgen in deiner Wohnung - oder, noch besser, draußen vor der Tür - einen Gegenstand, der deine Aufmerksamkeit fesselt. Das kann eine Blume, ein Blatt oder ein Stein sein - Hauptsache, das Objekt spricht dich an. Nimm den Gegenstand in die Hände und schließe die Augen. Mache ein paar bewusste, tiefe Atemzüge, um dich zu zentrieren. Während du den Gegenstand befühlst, sende einen Gedanken in die geistige Welt. Bitte deinen Geistführer, dir auf telepathischem Weg ein Wort zu schicken. Sobald du das Wort hast, kehre zurück nach drinnen.

Achte nun im Laufe des Tages bewusst darauf, ob das Wort auftaucht. Vielleicht bist du mit dem Auto unterwegs und siehst das Wort auf einem Werbeplakat. Oder jemand verwendet es im Radio. Oder du bist bei der Arbeit, und es kommt in einer Besprechung zur Sprache. Achte darauf, wie oft du dem Wort begegnest. Und mache dir auch bewusst, ob der Gegenstand erwähnt wird. Wenn du zum Beispiel eine Blume in den Händen hattest, könnte vielleicht jemand einen Blumenstrauß geschenkt bekommen. Kehre am Ende des Tages zu deinem Gegenstand zurück und konzentriere dich noch einmal auf ihn. Frage deinen Geistführer: Was hatte ich in Bezug auf dieses Wort zu lernen? Welche Lektion steckte für mich in diesem Wort?

Nimm dir Zeit, diese beiden Übungen regelmäßig zu machen. Mit dem Bewusstsein zu wandern, gelingt nicht über Nacht. Hast du jedoch erst einmal eine Verbindung zur geistigen Welt hergestellt, dann ziehst du Wesen an, die dir helfen und dich führen wollen.

Den Kanal öffnen

Sobald du mit deinen übersinnlichen Fähigkeiten in deiner eigenen Dimension erfolgreich bist, ist es an der Zeit, es mit ein paar interdimensionalen Übungen zu versuchen. Denke daran: Die geistige Welt ist nicht an einem weit entfernten Ort, sondern da, wo wir sind. Unsere Existenzen sind alle miteinander verwoben und verflochten. Die physikalischen Gesetze gestatten es unserem physischen Körper nicht, die irdische Dimension zu verlassen; aber unsere Bewusstseinsenergie ist dazu sehr wohl in der Lage. Zwar können Geistwesen die Grenzen überschreiten, aber wir können es ihnen leichter machen, indem wir einen Kanal für ihre Botschaften öffnen. Die nachfolgenden Übungen werden dir helfen, dich auf das Bewusstsein der geistigen Welt rings um dich herum einzustimmen. Sorge dafür, dass du dein Tagebuch zur Hand hast.

Erinnerung eines Geistwesens

Schließe die Augen und mache dir deine Atmung bewusst. Lass deinen Atem langsam in deinen Körper ein- und wieder ausströmen. Stell dir vor, dass beim Einatmen Liebe in dich hineinfließt und du beim Ausatmen Ängste, Beschränkungen, Erwartungen, Ärgernisse und jegliche Negativität, an der du vielleicht noch festhältst, loslässt. Zähle beim Einatmen durch die Nase bis vier und beim Ausatmen durch den Mund wieder bis vier. Man könnte es so ausdrücken: Du atmest deine Seele ein und dein Ego aus. Werde dir des Raumes über deinem Kopf und des Raumes unter deinen Füßen bewusst. Fahre etwa zehn Minuten mit dieser Übung fort und richte deine Gedanken dabei auf deine Liebsten, die den Übergang in die geistigen Reiche bereits vollzogen haben.

Schreibe oben auf eine Seite in deinem Tagebuch den Namen eines dir nahestehenden Menschen, der bereits hinübergegangen ist. Dann schließe deine Augen und atme langsam ein und aus wie in der vorhergehenden Übung. Nach einer Weile stellst du dir vor, dass dein Herz in die Farbe Grün eingehüllt ist. Erinnere dich an eine Gelegenheit, die für euch beide von besonderer Bedeutung war. Erinnere dich an so viele Einzelheiten wie möglich. Welche Kleidungsstücke habt ihr getragen? In welcher Jahreszeit hat die Begebenheit stattgefunden? In welcher Stimmung wart ihr? Sobald du die passenden Bilder vor deinem inneren Auge siehst, sende dem Verstorbenen einen Gedanken. Bitte ihn, dir alles darüber zu erzählen, wie er die Begegnung wahrgenommen hat. Höre dir seine Ansichten zu dieser Erinnerung an. Lass dir alles detailliert schildern. Wenn du bereit bist, öffne die Augen und schreibe die Botschaft auf.

Der Spiegel

Stelle oder setze dich so vor einen Spiegel, dass du dein Gesicht sehen kannst. Falls du das Licht dämpfen kannst, ist das ideal. Richte deinen Blick unverwandt auf den Spiegel, während du deine Atemübung machst, um dich zu zentrieren. Halte die Augen offen und schau in sie hinein. Sieh dich selbst als Geistwesen, das sich vorübergehend eines physischen Körpers bedient. Mach dir klar, dass du zu allen Zeiten ständig von Geistwesen umgeben bist. Das sind Familienangehörige, Freunde oder dir nahestehende Personen, die nicht mehr länger eine physische Hülle bewohnen. Spüre ihre Gegenwart. Schließe deine Augen und bitte jemanden aus der geistigen Welt, näher an dich heranzutreten - vielleicht so, dass er sich direkt über deinem Kopf befindet. Erhalte eine klare, bleibende Vorstellung vom Gesicht dieses geliebten Menschen direkt über deinem Kopf aufrecht.

Öffne langsam die Augen, während du dir das Bild des vertrauten Gesichts weiterhin vorstellst. Kannst du die Person im Spiegel manifestieren? Sei geduldig. Bitte das Geistwesen, noch näher zu kommen und mit deiner Energie zu verschmelzen. Mache dir Empfindungen bewusst, die nicht zu dir gehören. Gestatte es der Person, deine Liebesenergie zu nutzen, um mit dir zu kommunizieren. Führt ein Gespräch. Wenn der Kontakt schwächer wird, ist es Zeit loszulassen. Entlasse das Geistwesen liebevoll. Atme weiterhin langsam ein und aus, während du in deine physische Umgebung zurückkehrst. Vergiss nicht, das Gespräch in deinem Tagebuch aufzuzeichnen.

Den geistigen Raum erfahren

Falls du nicht gerade Physik studiert hast, verstehst du vermutlich nicht viel von Energiewellen. Mir geht es nicht anders. Schallwellen, Mikrowellen, Radiowellen, Röntgenstrahlen, Radar – ich nehme ihre Existenz einfach hin, ohne zu wissen, wie sie funktionieren. Das Gleiche gilt für die Energie – oder Seele – eines Lebewesens, das gerade keinen physischen Körper bewohnt. Ich kann nicht leugnen, dass ich Mitteilungen von Wesen empfange und dass ich weder mir noch dir wissenschaftlich erklären kann, wie das funktioniert. Mir hilft es jedoch, mir vorzustellen – in menschlichen Begrifflichkeiten sozusagen –, *wie* diese Wesen in mein Bewusstsein gelangen. Die nachfolgenden Techniken gehören zu denjenigen, die ich für die Entwicklung meiner eigenen medialen Fähigkeiten herangezogen habe. Denke daran, dein Tagebuch griffbereit neben dich zu legen.

Heiliger Raum

Schließe die Augen und zentriere dich mittels der Atemübung. Sobald du bereit bist, mache dir den Raum über dir bewusst. Visualisiere dicht über deinem Kopf ein goldenes Licht, das oben weit und unten eng ist wie ein Trichter. Untersuche diesen Raum mit der konzentrierten Kraft deines Bewusstseins. Dieser Raum ist kein Bestandteil deines physischen Körpers, aber er ist ein Teil deines heiligen Raumes. Er gehört zu dir, und du hast die Kontrolle darüber, was durch ihn in dich hineingelangt.

Sobald du dich mit dieser Vorstellung wohlfühlst, projiziere deinen gesamten Körper in diesen heiligen Raum, als stünden deine Füße auf deinen Schultern. Spüre, wie es sich in der Atmosphäre über deinem Kopf anfühlt. Wie empfindest du die Energie dort oben? Dort treffen geistige Energien und dein Bewusstsein aufeinander. Mache dich mit diesem Raum vertraut, denn du wirst sehr viel Zeit dort verbringen. Hindere dein Ego möglichst an jeglicher Einmischung, indem du viele unwichtige Fragen stellst. Bleib in deiner Mitte und setze die Erforschung dieser Energie fort. Je mehr du über diesen Raum erfährst und je detaillierter du seine Atmosphäre wahrnimmst, desto besser kann dein Verstand seine Forschungen anstellen und desto leichter fällt es Geistführern, Zugang zu dir zu finden.

Sobald du bereit dazu bist, kehre langsam wieder in deinen Körper zurück. Halte in deinem Tagebuch einige Attribute fest, die diesen Raum beschreiben. Ist er friedlich, tröstlich, schön, hell, dunkel oder leer? Fühlst du dich darin zu Hause? Welche Veränderungen würdest du bei deinem nächsten Besuch gerne vornehmen? Du und der allumfassende Geist, ihr beide müsst euch in diesem Raum wohlfühlen. Mache ihn zu etwas Besonderem.

Wir kennen uns noch nicht

Schließe deine Augen und zentriere dich mittels der Atemübung. Stell dir deinen Stammbaum vor, und wähle ein Familienmitglied aus, das du nie persönlich kennengelernt hast. Dieser Verwandte könnte zum Beispiel vor deiner Geburt oder während deiner frühen Kindheit gestorben sein. Es könnte sich um einen Großvater, eine Tante, einen Onkel, eine Cousine handeln – um jemanden in deiner Familie, über den du nicht viel weißt. Bitte diese Person, in den heiligen Raum über deinem Kopf einzutreten. Begrüße sie liebevoll. Mache dir ihre Erscheinung und ihr Auftreten bewusst. Erscheint sie dir bei der Begrüßung eher schüchtern oder überzeugend? Fröhlich oder ernst?

Lade das Geistwesen dazu ein, dir Informationen zu übermitteln. Bitte es, dir von verschiedenen Lebensabschnitten zu berichten oder aus seinem Familienleben, von seinen Interessen, seinen Hobbys, seiner Arbeit, seinen Zielen und Erfahrungen, damit du dir eine Vorstellung von seinem Leben machen kannst. Gestatte es ihm, deinen Verstand mit so vielen Informationen zu füllen, wie es dir geben kann. Vergiss nicht, dein Ego immer herauszuhalten. Hilf dem Geistwesen nicht, indem du ihm erzählst, was du von seinem Leben weißt. Lass das Geistwesen mit dir verschmelzen, damit du alles über sein Leben erfährst. Sobald sich die Energie des Geistwesens auflöst, öffne die Augen und schreib die erfahrenen Einzelheiten in dein Tagebuch. Wenn möglich bitte ein Familienmitglied, dir von dieser verstorbenen Person zu erzählen, um zu prüfen, ob die erhaltenen Informationen zutreffen.

Sich für die geistige Welt zu öffnen, ist so, als erlerne man eine neue Sprache. Man braucht Zeit und muss üben. Lass dich nicht von Rückschlägen entmutigen. Und vergleiche dich selbst nicht mit anderen. Wir alle begegnen jeder Herausforderung mit unseren eigenen einzigartigen Gaben und Fähigkeiten. Im nächsten Kapitel gebe ich dir Tipps, wie du deinen Erfolg sichern kannst.

13. Kapitel

Blockaden überwinden

Wie bei jedem menschlichen Bestreben kann es auch bei der Arbeit mit Geistführern passieren, dass man meint, auf eine Straßensperre gestoßen oder in einer Sackgasse gelandet zu sein. Es ist unglaublich frustrierend, wenn etwas in Reichweite ist und man nur noch einen kleinen Schubs bräuchte, um es zu erlangen. Das kann in der Ausbildung geschehen, in einer Beziehung, im Beruf, bei einer Diät und sogar bei deiner ganz persönlichen Reise zur Erleuchtung. Ich will dir etwas sagen: Wir alle sind mit dieser Erfahrung früher oder später konfrontiert, und ich möchte nachfolgend ein paar Methoden vorstellen, die aus einer Sackgasse wieder herausführen.

Wissen zählt

Gratuliere! Der erste Schritt ist einer, den du bereits tust: lesen! Es gibt unendlich viele Möglichkeiten, sich durch die Reisen und Erfahrungen anderer inspirieren und verjüngen zu lassen. Suche dir Autoren, die deine Seele berühren.

Viele spirituelle Lehrer bieten Workshops, Webinare und Vorträge an, die dich auf deinem spirituellen Weg vorwärtsbringen können. Wenn du ein Buch über ein Thema liest, das dich interessiert, kann es sein, dass der Autor am Rand etwas anspricht, das genau deinen Nerv trifft. »Ist ja irre!«, hörst du dich vielleicht sagen. Die Themen, auf die du so reagierst, sind es, zu denen sich deine Seele hingezogen fühlt. Folge ihrem Ruf.

Als ich Brian Hurst in den 1980er-Jahren kennenlernte und er mir vorhersagte, dass ich ebenfalls ein Medium sein würde, da dachte ich, er sei verrückt. Doch die Einzelheiten, die er mir während meines allerersten Readings verriet, überzeugten mich davon, dass hinter dem New-Age-Kram doch mehr steckte, als es auf den ersten Blick den Anschein hatte. Ich fing an, alles über Medialität, paranormale Phänomene, Geistwesen und das Übersinnliche zu lesen, was ich in die Finger bekommen konnte. Besonders fühlte ich mich zu den Büchern von White Eagle, Manly P. Hall und Anthony Borgia hingezogen. Ich verbrachte Stunden in der Buchhandlung »The Bodhi Tree« in der Melrose Avenue in Los Angeles – leider gibt es den Laden inzwischen nicht mehr. Seit damals habe ich mir eine beachtliche spirituelle Privatbibliothek zusammengesammelt, und ich bin davon überzeugt, dass mein aus Büchern erlangtes Wissen das Fundament all meines spirituellen Strebens ist.

Und das kann ich gar nicht genug betonen: Nicht alles, was du liest, wird in dir Widerhall finden. Aber deshalb muss es nicht falsch sein; es bedeutet nur, dass es für dich nicht das Richtige ist. Akzeptiere die Weisheitsperlen, die sich für dich stimmig anfühlen, und setze sie in deinem Leben um. Mir scheint ungelebtes spirituelles Wissen schlimmer zu sein, als gar kein Wissen zu haben.

Finde Gleichgesinnte

Der zweite Schritt besteht darin, sich mit Gleichgesinnten zusammenzutun. Es ist so wunderbar, dass wir Menschen alle einzigartig sind; doch wenn du dich damit beschäftigst, deine übersinnlichen, medialen oder heilerischen Fähigkeiten zu entwickeln, brauchst du Gleichgesinnte, die deine Interessen und Ziele teilen und begreifen. Es wird immer Familienmitglieder oder Freunde geben, die deine spirituellen Interessen für Spinnerei oder Quatsch halten. In meinem Leben gibt es sie ebenfalls. Ich will damit nicht sagen, dass du dich dieser Menschen entledigen oder weniger Zeit mit ihnen verbringen sollst. Ich will nur zum Ausdruck bringen: Diese Menschen haben ihren eigenen Weg, und du musst sie so akzeptieren, wie sie sind. Du darfst es ihnen allerdings niemals gestatten, dich herabzusetzen. Nimm es hin, dass Spiritualität nicht ihr Ding ist. Aber sorge dafür, dass du Kontakt mit Menschen hast, die dich auf deinem spirituellen Weg unterstützen und deine Überzeugungen wertschätzen. Wenn du Beziehungen zu Gleichgesinnten aufbaust, dann gelingt es dir in der Folge besser, die Verbindung zum allumfassenden Geist und zu deinen Geistführern herzustellen; gemeinsame Erfahrungen sorgen dafür, dich für Wege zu öffnen, die du nie für möglich gehalten hättest.

Der Arbeitskreis

Um das Zusammentreffen von Gleichgesinnten zu erleichtern, überlege dir, ob du einer bestehenden Arbeitsgruppe beitreten oder eine neue Arbeitsgruppe ins Leben rufen möchtest. Eine Arbeitsgruppe besteht aus wenigstens zwei und möglichst nicht mehr als sechs Personen. Stelle sie dir wie einen Literaturkreis vor, nur kommt ihr nicht zusammen, um über Bücher zu sprechen, sondern um eure übersinnlichen und spirituellen Fertigkeiten weiterzuentwickeln. Dich einmal in der Woche in einem Arbeitskreis zu treffen, kann deine Fähigkeit, dich auf die geistige Welt einzustimmen, sehr fördern. Je mehr wir von anderen lernen, desto mehr erweitern wir unsere Kenntnisse. Ich habe es so gehalten, als ich angefangen habe, und ich halte es bis zum heutigen Tag auch weiterhin so.

Es ist wichtig, dass in der Gruppe eine harmonische Stimmung herrscht und alle mit der gleichen Intention ans Werk gehen. Wenn es zu Uneinigkeiten und Kabbeleien kommt, hindern die negativen Energien die Gruppe möglicherweise daran, für alle das Beste zu erreichen. Die Teilnehmer an einem Arbeitskreis sollten einander wohlgesonnen sein, damit die Gruppe zusammenhält und alle davon profitieren. Manchmal vertragen sich die Energien von fremden Menschen erst nicht besonders gut, aber das ist nicht schlimm; letztlich findet jeder seinen Platz.

Wenn du dich einem bereits existierenden Arbeitskreis anschließen willst, erhältst du die gesuchten Informationen möglicherweise in deinem örtlichen Esoterikbuchladen oder im Kleinanzeigenteil deines Stadtmagazins. Solltest du dich dafür entscheiden, einen eigenen Arbeitskreis zu gründen, findest du hier ein paar nützliche Richtlinien:

- Trefft euch einmal pro Woche zur gleichen Zeit und am gleichen Ort. Als Gruppenmitglied geht man eine Verpflichtung ein, und jeder muss dazu bereit sein, wenigstens zwei Stunden seiner Zeit zu investieren, um mitmachen zu können.
- Da sich die Gruppe jede Woche trifft, erkennen die Geistwesen die Intention des Arbeitskreises und werden sich

bereithalten, um mit Informationen durchzudringen. Eure Geistführer und geliebten Verstorbenen halten ihre »Zeit« frei, um bei euch zu sein und die Gruppenenergie aufzubauen.

- Sobald der Arbeitskreis zustande gekommen ist, sollte er ein Mitglied zum Sprecher bestimmen. Das ist für gewöhnlich jemand, der schon ein wenig Erfahrung mit übersinnlicher Arbeit und spirituellem Bewusstsein mitbringt.
- Jede Zusammenkunft beginnt mit einem Eröffnungsgebet, mit dem Geistführer, Freunde und Familienmitglieder im Kreis willkommen geheißen werden. Bittet um ihren Beistand zum Schutz des Kreises. Ihr könnt zum Beispiel ein Gebet wie dieses sprechen:

  Liebe Freunde,
  kommt zu uns und teilt eure Liebe und euer Wissen mit uns. Erfüllt uns mit eurer Inspiration und unterstützt uns in unserem Wachstum. Hebt unsere Energie an, damit wir eure Mitteilungen erkennen können. Bewahrt uns vor Schaden und sorgt für unsere Sicherheit.

- Nach dem Gebet visualisiert ihr wunderschönes goldenes Licht, das den Kreis einhüllt oder den gesamten Raum erfüllt, falls zusätzlicher Schutz erforderlich sein sollte.
- Möglicherweise empfindet ihr es als hilfreich, wenn im Hintergrund inspirierende Musik spielt, um die Energie anzuheben.
- *Beginnt die Arbeit im Kreis mit einem Gespräch, aber beschränkt eure Kommentare auf ein Minimum, damit euch genug Zeit bleibt, um den allumfassenden Geist zu kontaktieren. Entscheidet, ob ihr einem Gruppenmitglied helfen wollt, seine übersinnlichen Fähigkeiten zu entwickeln, oder*

ob ihr lieber alle zusammenarbeiten möchtet, damit jeder üben kann. Der Sprecher sollte auf die Zeit achten, damit alle die Chance haben mitzuwirken. Wenn ein einzelnes Gruppenmitglied besondere Unterstützung braucht, kann der ganze Kreis seine mentale Energie auf diese Person fokussieren und die Person in das goldene Licht der Liebe einhüllen. Sobald das Gespräch beendet ist, schließen alle ihre Augen und sitzen noch einen Moment still da.

- Wenn sich Geistwesen nähern, merkt man das eventuell an einem kühlen Lufthauch im direkten Umfeld. Auf diese Weise treten Geister in die Energie des Raumes ein. Möglicherweise siehst du Symbole vor deinem inneren Auge wie Kreise, Quadrate oder Lichter, Farben, Objekte, Gesichter oder zufällige Formen. So präsentiert sich uns die geistige Welt. Oft sind uns die Bilder und Empfindungen nicht vertraut, und deshalb macht ihr diese Arbeit in einer Gruppe. Du nimmst vielleicht etwas wahr, das für ein anderes Gruppenmitglied bestimmt ist. Vielleicht hörst du auch ein Pochen, ein Klopfen oder andere Geräusche. Erinnere dich so gut du kannst an das, was du fühlst, empfindest und siehst.
- Möglicherweise nimmst du ungewöhnliche Körperempfindungen wahr. Sie sind in der Regel darauf zurückzuführen, dass die Geistführer an deiner Aura arbeiten. Die Energie deiner Aura entwickelt sich umso besser, je öfter die Gruppe zusammenkommt.
- Zum Schluss fordert der Sprecher alle Gruppenmitglieder auf, wieder in ihr physisches Bewusstsein zurückzukehren. Wartet lange genug, bis alle sicher zurückgekommen sind. Danach spricht der Sprecher ein Abschlussgebet, in dem er den Geistwesen für ihre Hilfe und ihre Führung dankt und zuletzt allen Licht und Liebe schickt.

Danach können alle ihre empfangenen Mitteilungen, Zeichen und Beobachtungen miteinander teilen und die Ergebnisse bewerten und besprechen. Die Bestätigung, die du durch den Kreis erhältst, wird deinen Glauben daran fördern, dass du tatsächlich eine Begegnung mit der geistigen Welt hattest.

Hege deine Seele

Manchmal können alltägliche Verpflichtungen unser spirituelles Wohlergehen schwer beeinträchtigen und unserer edlen Gesinnung Hindernisse in den Weg legen. Bei mir reicht es manchmal bereits aus, die Nachrichten zu sehen, und schon bin ich in einer muffigen Stimmung. Ich habe das Glück, von Menschen umgeben zu sein, deren Gesellschaft ich genieße und die mich unterstützen; doch die meisten Menschen haben Chefs und Kollegen oder sind zu Kontakten mit der Allgemeinheit gezwungen, die sie mitunter ausbremsen. Es ist wichtig, sich im Laufe des Tages Zeit dafür zu nehmen, mögliche negative Energien oder Gefühle zu verarbeiten, weil sie das Empfangen von Inspirationen erschweren, die deine Geistführer dir schenken.

Es hört sich für dich vielleicht erst einmal egoistisch an, aber wenn du gut für dich sorgst, dann werden alle Menschen, die dein Leben mit dir teilen, davon profitieren. Der Lärm und die Hektik des Alltags können die Stimme deiner Seele übertönen. Es ist wichtig, sich von den Verpflichtungen des Alltags zurückzuziehen. Plane jeden Tag Zeit dafür ein, dich durch Meditation und achtsames Streben mit deiner göttlichen Quelle zu verbinden, damit du deine innere Stimme hören kannst. Das ist die Voraussetzung, um tieferes Bewusstsein, höhere Wertschätzung für deine spirituellen Gaben und eine bessere Wahrnehmung der Zeichen deiner Geistführer und der dir nahestehenden Verstorbenen zu entwickeln.

Überprüfe deine Intentionen

Falls du immer noch den Eindruck hast, dein Potenzial, eine tägliche Beziehung mit deinen Geistführern zu pflegen, nicht voll auszuschöpfen, dann ist es vielleicht an der Zeit, ein aufrichtiges Gespräch mit dir selbst zu führen. Könnte es vielleicht sein, dass du dir selbst Hindernisse in den Weg legst? Halte einen Moment lang inne, mache eine Bestandsaufnahme deiner Gefühle, und überprüfe deine Intentionen. Angst, Ungeduld und Nicht-wahrhaben-Wollen sabotieren deinen Fortschritt möglicherweise. Bist du von anderen kritisiert worden und hast dich deshalb von deiner Suche abgewandt? Sagt dir deine Intuition etwas, was dein Ego auf jeden Fall ignorieren will? Spielst du mit dem Gedanken aufzugeben, weil du nicht so schnell vorankommst, wie du es dir vorgestellt hast? Nimm dir die nötige Zeit, um dir deiner Gefühle bewusst zu werden, und trage deine Erkenntnisse in dein Tagebuch ein. Dich deinen Herausforderungen und Vorbehalten zu stellen, ist der erste Schritt auf dem Weg, sie zu überwinden.

Außerdem ist jetzt gerade ein guter Zeitpunkt, um deine Intentionen zu überprüfen. Das vorrangige Ziel bei der Errichtung eines Wertefundaments, das auf dem Rat deiner Geistführer basiert, ist, dein Leben zu bereichern und die Vorsätze deiner Seele zu erfüllen. Der Nebeneffekt deiner Reise ist, dass die Menschen in deinem Umfeld sich ebenfalls bereichert fühlen. Mit deiner Intention solltest du immer bei *dir* anfangen; die sich ausbreitende Wirkung deines spirituellen Wachstums kann und wird allen nutzen, die deinen Weg kreuzen.

14. KAPITEL

DEIN ENERGIENIVEAU ANHEBEN

Diejenigen, die in die geistige Welt hinübergegangen sind, können ihren Liebsten, die sich noch in der physischen Dimension befinden, Zeichen schicken. Für die tatsächliche Kommunikation wählt die geistige Welt jemanden aus, der seine Energie lange genug auf einem höheren Niveau aufrechterhalten kann, um die Kluft zwischen den Welten zu überbrücken und um Gedanken oder Bilder zu übermitteln. Das Gleiche gilt auch für Geistführer. Personen mit höherem Energieniveau sind in ein Licht beziehungsweise ein Leuchten gehüllt, das es dem Geistwesen leichter macht, sie zu identifizieren und seine Gedanken, Gefühle und Visionen auf sie zu projizieren.

Um Mitteilungen aus der geistigen Welt zu empfangen, muss man die eigene energetische Schwingung um das gleiche Maß anheben, wie die Geistwesen die ihre senken müssen. Die reine Energie göttlicher Liebe ist der Treibstoff, der diese Verbindung herstellt. Um die Verbindung mit den höheren Dimensionen für die erforderliche Dauer aufrechtzuerhalten, müssen wir in der

Lage sein, unsere Energie anzuheben und auszuweiten und eine Atmosphäre zu erzeugen, in der die geistige Welt Kontakt zu uns herstellen kann.

Kann das jeder? Ja! Ich habe ja bereits darüber gesprochen, wie man den Geist trainiert und Hindernisse überwindet, und jetzt bist du so weit, den nächsten Schritt zur Entwicklung einer bewussten Beziehung zu deinen Geistführern zu machen. Doch zunächst wollen wir ein paar Experimente machen, um deine derzeitigen übersinnlichen Fähigkeiten besser einzuschätzen.

Energie spüren

Jeder von uns wird mit der Fähigkeit geboren, Energie zu sehen und zu spüren. Sobald du damit beginnst, dein Energieniveau anzuheben, wird dir das mit jedem Mal besser gelingen. Die nachfolgende Übung wurde mir aus der geistigen Welt übermittelt. Sie wird dir dabei helfen, zu erkennen, wie sensitiv du gerade bist, damit du deinen Fortschritt messen kannst. Und das macht Spaß.

Suche dir drei verschiedene Fotos von Leuten oder Tieren, die du persönlich kennst. Achte darauf, dass die Fotos ungefähr gleich groß sind, damit du sie nicht nur anhand ihrer Maße voneinander unterscheiden kannst. Beschaffe dir ein Tuch, um dir damit die Augen zu verbinden, und stelle sicher, dass du durch die Augenbinde wirklich nichts sehen kannst. Nun lege die Fotos vor dich auf den Tisch und betrachte jedes eingehend. Nimm dir einen Moment Zeit, um wirklich eine Verbindung zu jedem Bild herzustellen. Dann verbindest du dir die Augen und vertauschst die Fotos vor dir so lange, bis du nicht mehr weißt, wo welches Foto liegt.

Jetzt nimmst du jedes Foto einzeln in die Hand und spürst die Energie der Person oder des Tieres darauf. Vergiss nicht: Es geht nicht um das, was du denkst; es geht um das, was du spürst. Wenn du meinst, dass du die Fotos richtig zugeordnet hast, dann lege sie ab und merke dir die Reihenfolge. Nimm die Augenbinde ab und sieh die Fotos an. Hast du sie richtig identifiziert?

Hast du, als deine Augen verbunden waren, vielleicht noch etwas anderes gespürt, das über die richtige Zuordnung hinausging? Hast du eventuell die Stimmung der dargestellten Person oder des abgebildeten Tiers wahrgenommen? Oder das Datum, an dem das Foto gemacht wurde? Wenn das Foto von einer noch lebenden und für dich erreichbaren Person ist, hast du immer die Möglichkeit sie zu fragen, um deine Wahrnehmung zu überprüfen.

Ein Energiefeld lesen

Du kannst deine Fähigkeiten weiter ausbauen, indem du die Energie nicht nur spürst, sondern auch liest. Alle unbelebten und belebten Dinge sind von einem Energiefeld umgeben, das Feld von unbelebten Dingen bleibt in der Regel immer gleich. Wenn wir vom Energiefeld eines Menschen sprechen, bezeichnen wir es in der Regel als »Aura«. Die Aura verändert sich ständig. Ihre unterschiedlichen Farben stehen für verschiedene Eigenschaften; aus Platzgründen kann ich hier leider nicht darauf eingehen, wie man eine Aura diagnostiziert. Es geht hier nur um deine Fähigkeit, sie zu sehen. Wenn du zu üben beginnst, erinnert dich Auralesen vielleicht an die Betrachtung der Magic-Eye-Bilder, die in den 1990er-Jahren so beliebt waren: Man fokussiert den Blick auf die Mitte, und mit entsprechender Übung erscheint ein Bild.

Wenn du dich im Aurasehen übst, bitte eine Freundin oder einen Freund, sich vor einen weißen Hintergrund zu setzen.

Fokussiere deine Aufmerksamkeit auf den Punkt zwischen den Augenbrauen der Person, und gestatte es deinem peripheren Sehen, die energetischen Umrisse zu entdecken, die die Person umgeben. Es kann aussehen wie ein Schatten oder wie eine Lichtsilhouette. Sobald du die Umrisse der Aura wahrnimmst, versuche, Farben zu unterscheiden. Die Farben des Regenbogens stehen für Gesundheit; braune und graue Farbtöne sind ein Hinweis auf gesundheitliche Störungen. Kannst du feststellen, ob die Aura oben, in der Mitte und unten ausgeglichen ist? Oder erkennst du, dass die Aura zum Beispiel oben viel zu viel Energie enthält und unten zu wenig? Versuche, es zu spüren oder zu empfinden; deine Wahrnehmung sagt dir, ob sich der Energieraum womöglich im Ungleichgewicht befindet.

Versuche als Nächstes herauszufinden, ob eine Seite stärker ausgeprägt ist als die andere. Nimmst du auf einer Seite mehr Flecken oder Verdichtungen wahr als auf der anderen Seite? Ich bezeichne diese Flecken als *Energietaschen*. Kannst du feststellen, ob sich diese Energietaschen heißer oder kühler anfühlen und, wenn ja, auf welcher Seite? Konzentriere dich auf die Energietaschen. Ich möchte, dass du lernst, wie man sie interpretiert. Enthalten sie emotionale, physische, mentale oder spirituelle Energie? Falls eine Energietasche das Herz umschließt, hat sie etwas mit einer emotionalen Verstimmung wie Trauer oder Schmerz zu tun? Oder umgibt die energetische Tasche vor allem den Kopf? Sie kann spiritueller Natur sein. Unter Umständen hat die Person ihre Anbindung an die Quelle aufgegeben. Empfindet sich die Person beispielsweise als unwürdig? Sind die Flecken braun und dunkel? Vielleicht ist die Person mental ausgelaugt. Versuche, die Blockaden in ihrem Energiefeld schlüssig zu deuten.

Anschließend versuchst du, die Farben zu spüren, die die einzelnen Körperteile umgeben. Ich nenne das die *Regenbogenverbindung*. Jeder Mensch hat die Farben des Regenbogens in seiner Aura: Rot, Gelb, Orange, Grün, Blau, Indigoblau und Violett. Nimm wahr, an welchem Körperteil sich mehr Rot oder Orange befindet. Siehst du Gelb im Kopfbereich? Gelb steht für mentale Energie. Sind irgendwelche Bereiche grün? Auch wenn Grün die Farbe des Herz-Chakras ist, kann es sein, dass du Grün um den Fuß einer Person wahrnimmst, weil sie etwa einen geschwollenen Knöchel hat und sich Grün dort anreichert, um bei der Heilung zu helfen.

Gestatte es dir, zu spüren, was ist, und dabei offenzubleiben. Auch hier gilt: Lege deine Intention fest. *Ich werde die Energie, die Farben und den Wert dieser Person oder dieses Ortes spüren.* Denke daran, dass du Energie unter Umständen ganz anders wahrnimmst als jemand anders, also verzichte auf Vergleiche. Vielleicht klappt es nicht gleich beim ersten Mal, das Energiefeld einer Person zu sehen. Du musst üben, üben, üben. Das Lesen der Aura ist wie das Erlernen einer neuen Sprache.

Chakra-Punkte

Zurück zum Energieniveau. Um dein Energieniveau anzuheben, nutzt du deinen Atem und lässt deine Energie durch deine Chakra-Punkte laufen. Deine Chakras müssen optimal funktionieren, damit sich deine Energie aufbauen kann. Wenn du dich jeden Tag auf deine Chakra-Punkte konzentrierst und dafür sorgst, dass sie gesund und ohne Blockaden sind, dann vibriert dein Energiekörper hoch genug, damit die Botschaften deiner Geistführer deinen bewussten Verstand erreichen können.

Der menschliche Körper enthält Hunderte von Punkten, an denen sich Energie konzentriert. Doch es gibt sieben primäre Chakra-Punkte, die du kennen solltest, um deine Energie zu erhöhen.

Das Wort »Chakra« stammt aus dem Sanskrit und bedeutet »Rad«. Die sieben Hauptchakras drehen sich im ätherischen Körper wie Räder oder farbige Lichtwirbel. Die Chakras empfangen, übertragen und verarbeiten physische, mentale, emotionale und spirituelle Energien und sind wie die Knotenpunkte eines Netzes miteinander verbunden, die zusammen ein elektromagnetisches Energiefeld erzeugen. Es ist wichtig, alle Chakras zu würdigen, sie gesund zu halten und ihre Schwingungen möglichst im optimalen Bereich zu bewahren. Jedes der sieben Chakras ist ein Mikrokosmos aus Farben, Schattierungen und Dichte. Gemeinsam bilden sie ein Energienetzwerk, in dem alle Teile aufeinander einwirken und sich gegenseitig überlappen. Bevor ich dich in eine Chakra-Meditation führe, möchte ich dir die einzelnen Chakras vorstellen.

- *Erstes oder Wurzel-Chakra:* Es befindet sich am untersten Ende der Wirbelsäule und ist über unsere Füße, die Beine, die Wirbelsäule, die Knochen und den Unterleib unsere Verbindung mit Mutter Erde. Seine Farbe ist Rot; es steht für Lebensfreude und Lebendigkeit. In den Lektionen, die mit diesem Chakra in Zusammenhang stehen, geht es um Sicherheit, Mut, Körperkontrolle, Erdung, Gleichgewicht und Geduld.
- *Zweites oder Sakral-Chakra:* Es befindet sich zwei Fingerbreit unter dem Bauchnabel und ist durch unsere Fortpflanzungsorgane, die Milz und die Harnblase unsere Verbindung mit dem Wasser. Seine Farbe ist Orange, und es steht für Sexualität, Intimität und Nahrung. Es ist das erste unserer drei emotionalen Zentren. In den Lektionen zu diesem Chakra geht es um Geben und Nehmen, triebhafte Lust, Sucht, Leidenschaft und Toleranz.
- *Drittes oder Solarplexus-Chakra:* Es befindet sich auf der Höhe des Magens und ist unsere Verbindung zum Feuer.

Seine Farbe ist Gelb, und es steht in Verbindung mit dem Verdauungssystem, dem Stoffwechsel, den Emotionen, der Bauchspeicheldrüse, dem sympathischen Nervensystem und der Muskulatur. Es ist das zweite unserer emotionalen Zentren und funktioniert wie ein Rundfunksender. Es ist der Sitz der Klugheit und des *berühmten Bauchgefühls*. Die mit ihm verbundenen Lektionen betreffen Ego, Willenskraft, Selbstkontrolle, Angst, Humor und Unsterblichkeit. Die Silberschnur, die den physischen mit dem spirituellen Körper verbindet, befindet sich in diesem Chakra. Bei unserem Tod wird diese Schnur durchtrennt, und wir wechseln in die spirituellen Dimensionen.

- ***Viertes oder Herz-Chakra:*** Es befindet sich mitten in der Brust und ist mir das liebste Chakra. Das Herz-Chakra ist unsere Verbindung zur Luft und zu unserem Tastsinn. Seine Primärfarbe ist Grün, die Sekundärfarbe ist Rosa. Dieses Chakra repräsentiert Herz, Blut, Kreislauf, Thymusdrüse, Arme, Beine, Haut und Lunge. Es ist das dritte emotionale Zentrum und verbindet das höhere spirituelle mit dem niedrigeren physischen Selbst. Die drei emotionalen Chakras werden zum Hellempfinden und Hellfühlen verwendet. Die Lektionen des Herz-Chakras beinhalten göttliche und bedingungslose Liebe, Einfühlungsvermögen, Versöhnlichkeit, Mitgefühl, Depression, emotionale Unsicherheit, Gruppenbewusstsein, Gleichgewicht und Zufriedenheit.
- ***Fünftes oder Hals-Chakra:*** Es befindet sich im Hals und ist das Zentrum des Hellhörens und ganz allgemein unseres Hörvermögens. Dieses Chakra ist unsere Verbindung zur ätherischen Dimension. Seine Farbe ist Himmelblau. Es steht für Sprache, Kreativität, Kommunikation, Schilddrüse, Stimme, Speiseröhre und Kehlkopf. Zu den mit diesem

Chakra assoziierten Lektionen gehören Selbstausdruck, die schönen Künste, Inspiration, Aufrichtigkeit, Freundlichkeit und die Verteidigung der eigenen Ansichten. Es fungiert als Brücke zwischen Denken und Fühlen.

- ***Sechstes oder Stirn-Chakra:*** Es wird auch als das »dritte Auge« bezeichnet und befindet sich in der Mitte der Stirn. Es ist das Zentrum der Hellsichtigkeit, unsere Verbindung zu energetischen Feldern und der Sitz unseres Bewusstseins. Seine Farbe ist Indigoblau oder Dunkelblau, und es steht für die Hirnanhangdrüse, das Gesicht, die Ohren, das Kleinhirn, das Zentralnervensystem und das linke Auge. Wir empfangen mit unserem linken Auge; es ist das Zentrum von übersinnlicher Wahrnehmung und der Kommunikation von Verstand zu Verstand. Diesem Chakra zugeordnete Lektionen sind Intuition, Vorstellungsvermögen, Weisheit, Hingabe, Zynismus, Sehprobleme, Auffassungsgabe und höhere Denkweise.
- ***Siebtes oder Kronen-Chakra:*** Es befindet sich auf dem Scheitel unseres Kopfes und stellt unsere Verbindung zum Licht und zum reinen Sein dar. Seine zugehörige Farbe ist Violett, und es ist mit der Zirbeldrüse, der Hirnrinde, dem Denken und dem rechten Auge verbunden. Wir übermitteln unser Denken mit dem rechten Auge. Mit diesem Chakra downloaden wir höhere Wahrheiten und göttliche Aspekte. Es ist das Tor zum Unendlichen. Die mit diesem Chakra verbundenen Lektionen sind selbstloser Dienst, übersinnliche Wahrnehmung, Verwirrung sowie Trennung von und Verbindung mit der einen Quelle.

Wenn sich unsere Chakras im Uhrzeigersinn drehen, dann sind sie gesund und kraftvoll. Das eigene Energieniveau über die Chakras anzuheben, ist die beste Methode, um eine innere

Umgebung zu schaffen, die uns die Kontaktaufnahme mit der geistigen Welt und unseren Geistführern ermöglicht.

Deine Energie erden

Wenn du mit deinen verschiedenen Chakras arbeiten willst, um dein Energieniveau anzuheben, ist es wichtig, dich vorher gut zu erden. Dieser erste Schritt erlaubt es der geistigen Welt, sich mit deiner Energie zu vereinen, und ermöglicht es dir, Mitteilungen von deinen Geistführern zu empfangen. Wie für jede Meditation wählst du für dich am besten einen festen Platz, an dem du es dir bequem machen kannst und wo du ungestört bist. Vielleicht magst du es, wenn in dem Raum gedämpftes Licht herrscht und im Hintergrund ruhige Musik spielt.

Erdungsmeditation

Sitze mit geradem Rücken auf einem bequemen Stuhl. Schließe die Augen, und lass die Gedanken durch deinen Kopf fließen, ohne einen von ihnen festzuhalten. Richte deine Aufmerksamkeit auf deinen Körper: Beginne bei deinen Füßen auf dem Boden und wandere hinauf zu Beinen, Rücken, Bauch, Brust, Schultern, Hals und Kopf. Nimm wahr, wie sich dein Körper anfühlt. Hole tief Luft und zähle dabei langsam bis sieben, dann atme aus und zähle dabei ebenfalls langsam bei sieben. Werde dir mit jedem Atemzug mehr deines menschlichen Körpers bewusst, deines Herzens, deiner Zellen, deiner Gewebe und so fort. Beobachte deinen Körper, ohne ihn zu beurteilen. Fahre noch eine Weile damit fort, langsam ein- und auszuatmen und dabei jeweils bis sieben zu zählen.

Dein Atem hebt dich in ein anderes Bewusstsein. Lenke dein Bewusstsein auf dein Herz-Chakra in der Mitte deiner Brust. Während du dich auf deinen Herzraum konzentrierst, sei dir dessen gewahr, dass du eine Seele bist, die Erfahrungen als Mensch sammelt, und dass die Wahrheit deines Seins die Grenzen deines Körpers weit überschreitet. Gestatte es dem grünen Licht dieses Chakras, sich zu drehen und dein Bewusstsein mit Gefühlen der Liebe und des Friedens zu erfüllen.

Während sich dein Herz-Chakra weiter dreht, richte dein Bewusstsein langsam auf dein Wurzel-Chakra. Es befindet sich am unteren Ende deiner Wirbelsäule und dreht sich als feuerrotes Licht. Visualisiere die Energie deines Wurzel-Chakras, während du durch deine Fußsohlen und weiter hinab wanderst, um dich mit dem Zentrum von Mutter Erde zu verbinden. Atme ein und zähle dabei im Geist langsam bis sieben, atme ebenso langsam wieder aus. Fühle dich dabei mit der verlässlichen, sicheren und ausgeglichenen Energie der Erde verbunden. Stell dir vor, dass du wie ein Baum bist, dessen Wurzeln tief hinab bis in den Kern von Mutter Erde reichen.

Während Mutter Erde dich in ihren Armen hält, mache dir bewusst, dass du als Seele eine wunderbare Verbindung mit der geistigen Welt und deinem höheren Selbst hast. Der eigentliche, der göttliche Aspekt deines Seins existiert auf kosmischer Ebene. Du bist mit diesen höheren Reichen durch einen Lichtstrahl verbunden, der am Scheitel deines Kopfes beginnt und zu einem weit entfernten, einzigartigen goldenen Stern hinaufreicht. Diese Seelenenergie entspringt dem sich drehenden violetten Licht deines Kronen-Chakras. Beim Einatmen steigt deine Wahrnehmung höher und höher auf und kommt dem Stern immer näher. Atme aus und nimm dich in diesem wunderbaren goldenen Licht wahr. Mache dir beim Atmen bewusst, wie leicht und fein diese Energie ist. Du bist von diesem wunderschönen kosmischen, goldenen, spirituellen Licht eingehüllt. Nimm den subtilen Unterschied zwischen der kosmischen und der irdischen Energie bewusst wahr. Du bist ein Teil von all diesen Energien.

Während du einatmest, bringe das goldene Licht durch das Kronen-Chakra in dein drittes Auge, dann hinunter durch den Hals in deinen Herzraum; zugleich ziehst du die erdende Energie der Erde durch deine Füße hinauf in den Solarplexus und in deinen Herzraum. Beide Energien treffen sich hier und verschmelzen zu einem energetischen Springbrunnen. Lass die Energie in deinem Körper hinauf- und hinunterfließen und durch dein Herz-Chakra hinausströmen. Atme ein und hole dabei gleichzeitig die kosmische Energie herab und die Erdenergie herauf; atme aus und schicke beide Energien durch dein Herz-Chakra nach außen direkt vor deinen Körper.

Setze den Prozess fort, indem du deine Energie in deiner eigenen Geschwindigkeit beim Ein- und Ausatmen weiter fließen lässt. Nimm dir dafür Zeit. Mache dich mit der Vereinigung der beiden Energien in dir vertraut. Lass dein Herz einen neutralen Raum bilden, durch den du deine Energie fließen lässt. Je vertrauter du mit diesen Energien wirst, desto stärker wird sich deine Wahrnehmung auf den Raum um dich herum ausdehnen. Du wirst Energien und Geistwesen wahrnehmen, wenn sie in dein Umfeld eintreten. Und du bist dazu fähig, mit diesen Wesen und Geistführern telepathisch zu kommunizieren.

Sobald du spürst, dass deine Energie schwindet, mache dir langsam deine Füße auf dem Boden bewusst. Erlaube es dem kosmischen Licht, sich durch dein Kronen-Chakra zurückzuziehen. Segne Mutter Erde für ihren Schutz, während du deine Energie langsam in dein Wurzel-Chakra zurückführst. Wenn es sich für dich stimmig anfühlt und du dir deines Körpers im Raum vollständig bewusst bist, öffne deine Augen.

Erweitere deinen Herzraum

Um für deine Geistführer eine einladende Energie zu schaffen und die Bedingungen der Kommunikation mit dir zu verbessern, ist es entscheidend, dass du einen gesunden Herzraum hast. Die nachfolgende Übung verwende ich auch in meinen Workshops, um den Teilnehmern dabei zu helfen, ihre Liebe durch ihr Herz-Chakra zu vergrößern.

Der Herzraum

Schließe die Augen und mache ein paar tiefe Atemzüge. Atme ein und aus, während du dich auf die sich drehende grüne Energie deines Herz-Chakras fokussierst. Mit jedem Ausatmen stell dir vor, dass das grüne Licht anschwillt wie ein Ballon, den du aufbläst. Dieser Ballon steht für deine liebevolle Herzensenergie. Er beginnt zuerst, den Raum zu füllen, und reicht dann über den Raum hinaus. Die Energie deiner Liebe ist für deine Geistführer wie ein Leuchtturm. Sie verstehen, dass du diesen Raum in der physischen Dimension in der Absicht geschaffen hast, dass sie dich besuchen können. In der liebevollen Energie, die du bereitgestellt hast, fühlen sie sich sicher und wie zu Hause.

Während du in diesem Raum sitzt, atme Freude ein. Und atme all den angestauten Stress, das negative Denken, die Begrenzungen und die Beurteilungen, an denen du dich festgehalten hast - egal, ob sie dir selbst oder anderen gelten -, aus. Überlasse all das deinem höheren Selbst, um es loszulassen und dich davon zu befreien. Du bist von liebevollen Wesen umgeben, die dir dafür danken, dass du diesen Raum geschaffen hast. Sie wissen, dass sie bei dir immer willkommen sind.

Wenn du bereit dazu bist, dann öffne langsam deine Augen. Mache dir deinen Körper und deine Umgebung bewusst. Atme noch einmal tief ein und aus. Dann kannst du in deinen Körper zurückkommen und fühlst dich wach und erfrischt.

Immer, wenn du dich mit Gefühlen der Unentschlossenheit oder Verwirrung herumschlägst, hast du jetzt die richtigen Werkzeuge an der Hand, einen Raum für deine Geistführer zu bereiten, damit sie dir mit ihrer Weisheit helfen können. Mit etwas Übung kannst du überall und jederzeit darauf zurückgreifen, wenn es dir notwendig erscheint. Es reichen dann schon wenige Sekunden, um deinen Herzraum zu öffnen und deine Geistführer zu dir einzuladen.

Dein Energieniveau anheben

Die irdische Dimension ist für die Geistwesen eine schwere und nicht besonders angenehme Dimension. Es ist an dir, die Mühe aufzubringen, ihnen auf halbem Weg entgegenzukommen. Nachdem du gelernt hast, dich zu erden und deinen Herzraum zu erweitern, bist du jetzt gut darauf vorbereitet, dein Energieniveau anzuheben. Wenn ich meine Energie erhöhe, dann stelle ich mir einen Energiegeysir vor, der aus meinen Chakras strömt und mich einhüllt. Die sich mischenden Farben erschaffen ein strahlend weißes Energiefeld, das mich umfängt. Ich weiß, dass ich im Zentrum meiner Macht bin. Ich lade die Geistführer ein, in diesen Raum zu kommen.

Übe dich darin, dein Energieniveau anzuheben. Erkenne deine eigene Macht an. Diese Macht musst du aufrechterhalten. Denke daran, dass Geistwesen ihre Energie auf dein Level herunterfahren müssen, und du musst deine Energie auf ihr Level anheben. Wenn du spürst, dass deine Energie auf die Ebene deines Solarplexus absinkt, dann befindest du dich im übersinnlichen Bereich. Du möchtest aber deine Macht über deinen Kopf hinweg auf die spirituelle Ebene anheben. Mache dich mit deiner Macht vertraut. Deine Macht anzuheben, wird dein Energieniveau bei allem, was du tust, aufrechterhalten.

Weißes Licht

Bringe dich in eine bequeme Position, in der deine Wirbelsäule aufgerichtet ist und deine Chakras vom Scheitel deines Kopfes bis zum unteren Ende deiner Wirbelsäule übereinanderliegen. Schließe die Augen und mache mehrere tiefe Atemzüge. Lenke deine Aufmerksamkeit ein weiteres Mal auf die Göttlichkeit in deinem Herzzentrum. Visualisiere den sich drehenden grünen Energiewirbel deines Herz-Chakras. Nimm dir Zeit, und genieße das Gefühl, dass sich dein Herzraum erweitert. Mache dir beim Einatmen deine Göttlichkeit, deine Vollkommenheit und dein spirituelles Selbst bewusst. Lass beim Ausatmen alle Gedanken, Ängste und Sorgen sowie unerwünschte emotionale Unruhe los.

Spüre die Energie, die in dich hineinfließt und von deinen Zehen über deine Beine bis hinauf zum unteren Ende deiner Wirbelsäule aufsteigt. Diese Energie entzündet das sich drehende Rot deines Wurzel-Chakras. Dein physischer Körper muss sich dessen gewiss sein, dass er in Sicherheit und gut verwurzelt ist, bevor du es der Energie gestatten kannst, deine Wirbelsäule hinauf weiter nach oben bis zum Sakral-Chakra aufzusteigen. Spüre die sich drehende orange Energie in deinem Bauch. Sie sorgt dafür, dass du dich lebendig fühlst, und erfüllt dein Sein mit Leidenschaft für die Wahrheit. Die Energie steigt weiter nach oben und erreicht deinen Solarplexus. Hier ist der Sitz deiner Intuition, und die sich drehende gelbe Energie dieses Chakras sagt dir, dass alles gut und sicher ist.

Die Energie setzt ihren Weg entlang deiner Wirbelsäule fort und erreicht über das grüne Rad deines Herz-Chakras, das sich bereits dreht, dein Hals-Chakra. Das wirbelnde blaue Feuerrad dieses Chakras vermittelt deinen Geistführern deine Intention, mit ihnen zu kommunizieren. Die Energie strömt weiter durch dein drittes Auge und setzt das indigofarbene Energierad in Gang. Sein Drehen schüttet Endorphine ins Blut aus und bewirkt, dass du dich in Wachheit und Liebe zentriert fühlst.

Sobald die Energie den Scheitel deines Kopfes erreicht, aktiviert sie das violette Kronen-Chakra. Die Energie, in der sich nun die Farben aller Chakras vereinen, entströmt als strahlend helles weißes Licht dem Scheitel deines Kopfes. Das ist dein Licht, und es umfängt dich. Erfülle deine Umgebung mit dieser Energie der Begeisterung, der Freude und der Liebe. Es ist deine Energie - deine Begeisterung.

15. Kapitel

Den Kontakt aufnehmen

Es gibt verschiedene Möglichkeiten, deinen Geistführern zu begegnen; mit entsprechender Übung wirst du herausfinden, welche von ihnen für dich am besten funktioniert. Wenn ich als Medium vor einem Publikum stehe oder ein Reading halte, dann rufe ich als Erstes mein Geistführer-Team herbei. Ich sitze da und meditiere, öffne meine Energiezentren und lasse meine Energie strömen. Auf diese Weise erschaffe ich einen heiligen Raum, der mich umgibt. Er zeigt der geistigen Welt, dass ich zur Zusammenarbeit bereit bin und die Geistführer meinen Raum betreten und meine Gedanken beeinflussen können.

Als Nächstes bitte ich meinen Torhüter, sich neben mich zu stellen. Sobald er sich an Ort und Stelle befindet, weiß ich, dass die Tür zur geistigen Welt offen steht. Für gewöhnlich kommen mehrere Geistführer. Sie stellen sich hinter mich und schweben über meinem Kopf und meinen Schultern. Faszinierend finde ich, dass es immer einige Geistführer gibt, die mir vertraut sind, und andere, die ich noch nie vorher gesehen habe. Ich weiß aufgrund ihrer Energie, dass sie Geistführer sind – sie verfügen über eine sich beschleunigende Energie, eine höhere Form von

Liebe und Freude, die sie von gewöhnlichen Geistwesen unterscheidet. Mir ist klar, dass die Geistführer, die ich nicht kenne, entweder anwesend sind, um das Publikum empfänglicher zu machen. Oder es handelt sich um Geistführer der Personen, für die ich das Reading veranstalte. Wenn alle Geistführer da sind, stelle ich die Verbindung her und öffne den Geistführern das Tor. Mein Torhüter führt sie einen nach dem anderen an ihre Plätze.

Wenn du zu deinen Geistführern Kontakt aufnehmen willst, musst du ebenfalls einen heiligen Raum kreieren, in dem sie mit dir arbeiten können. Im vorhergehenden Kapitel habe ich die Energiezentren erklärt und wie du deine Energie in Gang bringst. In diesem Kapitel stelle ich dir Übungen vor, mit deren Hilfe du mit deinen Geistführern Verbindung aufnehmen kannst.

Wie ich bereits dargelegt habe, können Geistführer unseren Einflussbereich betreten und verlassen – je nachdem, was sich in unserem Leben gerade tut. Mit einigen Geistführern treffen wir vor unserer Inkarnation die Vereinbarung, dass sie uns unser ganzes Leben lang begleiten. Unsere Geistführer sind begierig darauf, uns zu helfen, weil auch sie auf diese Weise lernen und wachsen; sie entwickeln sich in spiritueller Hinsicht genauso wie du.

Möglicherweise hat dein Geistführer auch eine karmische Verpflichtung, dir in diesem Leben zu helfen. Oder er ist in diesem Leben bei dir, weil er in seinem vorherigen Leben sein Potenzial nicht optimal ausgeschöpft hat, und indem er dich jetzt unterstützt, kann er seine Fähigkeiten zum Ausdruck bringen. Vielleicht hätte er sich während seines irdischen Daseins auch mehr Mühe geben können, die goldene Regel zu lernen, und kommt nun, indem er dir dient, der Verantwortung nach, die er vorher ignoriert hat. Oftmals sind Geistführer Familienmitglieder, die sich auf der Erde aus irgendeinem Grund nicht richtig ausdrücken konnten; in der geistigen Welt sind sie jedoch freier darin, sie selbst zu sein, und können uns von der anderen Seite aus besser unterstützen. Familienmitglieder aus der geistigen Welt wollen immer günstigere Bedingungen für ihre Liebsten auf der Erde schaffen.

Bevor du die hier vorgeschlagenen Übungen machst, beginne mit den Erdungs- und Atemtechniken, öffne deine Chakras und lass deine Energie durch deinen Körper hinauf- und hinunterfließen und aus deinem Herzzentrum hinausströmen. Vergiss nicht, dein Tagebuch bei der Hand zu haben. Schreibe darin alle Worte und Erkenntnisse auf, die dein Geistführer dir übermittelt.

Deinen Geistführer kennenlernen

Die Überschrift dieses Abschnitts ist eigentlich ein wenig irreführend, weil du deinen Geistführer ja bereits kennst. Und ihr kennt einander sogar gut! Ihr seid euch schon unzählige Male begegnet und habt schon viele Gespräche miteinander geführt – aber es war immer unbewusst. Hier geht es mir darum, dass du deinem Geistführer *bewusst* gegenübertrittst und ihn *bewusst* kennenlernst.

Die nachfolgende Meditation hat meine Freundin Mavis Pittilla an mich weitergereicht. Zu irgendeiner Gelegenheit erzählte sie mir einmal, wie sie ihre spirituelle Reise begonnen hatte und schließlich ihrem Geistführer begegnet war.

»Damals war ich ganz schön wütend auf Gott«, erklärte sie mir. »Ich war schwer krank und fragte mich: *Warum passiert das ausgerechnet mir?* Ich hielt mich zu Hause in meinem Wohnzimmer auf, und auf einmal stand ein Geistwesen vor mir – ein einfacher Arbeiter. Er war kein Geist und kein Gespenst, sondern jemand ebenso körperlich wie du und ich. Er sagte: *Geh und such dir einen Heiler, sonst wirst du die Neujahrsglocken nicht mehr läuten hören.*

Ich wusste nicht, wie ich diese Begegnung verstehen sollte, und als ich meinem Mann davon erzählte, fürchtete er verständlicherweise um meine geistige Gesundheit. Stutzig machte mich jedoch, dass ich mich zum damaligen Zeitpunkt bereits in der Fürsorge eines Arztes befand. *Ich habe doch schon einen Arzt,* wunderte ich mich. *Was hat das Geistwesen denn bloß mit einem Heiler gemeint?*

Aufgrund einer Reihe von ›Zufällen‹ (für mich sind sie allerdings Schicksal) lernte mein Ehemann bei der Arbeit einen Typ kennen und erzählte ihm von meiner Erscheinung. ›Ich fürchte, meine Frau hat einen Nervenzusammenbruch‹, vertraute er dem Mann an, als er seinen Bericht beendet hatte. Der Mann aber sagte: ›Ich glaube, ich weiß, wovon die Rede ist. Ich bin Geistheiler.‹ Während ich weiterhin medizinisch betreut wurde, suchte ich monatelang diesen Mann auf, der mir die Hände auflegte, und, bitteschön, hier bin ich immer noch. Dieser einfache Arbeiter, der in meinem Wohnzimmer erschienen war, hat mir nicht nur das Leben gerettet, er hat mir außerdem das Tor zum Übersinnlichen geöffnet.

Zwar war es dieser Mann in meinem Wohnzimmer, der meine spirituelle Reise auslöste, doch später, als ich meinen Hauptgeistführer Mikrosan kennenlernte, war er es, der mich in einem unserer vielen Gespräche dazu ermutigte, mit anderen Geistführern und inspirierenden Wesen in Kontakt zu treten und dazu eine Technik zu verwenden, die ich ›Zimmer mit Aussicht‹ nenne.«

Nur noch rasch eine kurze Anmerkung zum Thema »Erwartungen«, bevor du Mavis' Meditation machen darfst: Habe keine vorgefassten Vorstellungen, was das Aussehen deines Geistführers anbelangt. Geistführer zeigen sich entweder so, wie *sie* sich am wohlsten fühlen, oder auf eine Weise, mit der *du* dich am besten arrangieren kannst. Ich werde nicht von *sie* und *er* sprechen, wenn ich auf deine Geistführer verweise. Gut möglich, dass sie sich als geschlechtslose oder nicht menschliche Wesen vorstellen. Die Kommunikation zwischen euch kann nonverbal sein, oder aber ihr sprecht miteinander wie alte Freunde, die zusammen Tee trinken. Deine Geistführer wissen am besten, was bei eurer ersten Begegnung richtig ist, also lass dich darauf ein. Ich habe die Meditation, die Mavis von Mikrosan empfangen hat, nach meinen eigenen Vorlieben angepasst; fühle dich frei, das Gleiche zu tun.

Der Begegnungsraum

Schließe die Augen und mache dir deinen Raum bewusst. Nimm den Raum unter und über dir, auf deiner Linken und auf deiner Rechten wahr. Beginne mit deiner Atemtechnik. Lass beim Einatmen die Energie von der Erde durch deine Füße hinauf in deinen Körper aufsteigen. Hole ein weiteres Mal Luft und lass nun die kosmische Energie – das goldene Licht – durch dein Kronen-Chakra in deinen Körper gelangen. Irdische und kosmische Energie treffen sich in deinem Herzraum. Lass deine Energie in deinem Körper hinauf- und hinabfließen und aus deinem Herz-Chakra hinausströmen. Atme achtsam weiter und werde dir deines Herzraums als dem Sitz deiner Seele bewusst. Mache erst weiter, wenn du dich in diesem Zustand gut und entspannt fühlst.

Bediene dich deiner Vorstellungskraft und stelle dir einen wunderschönen Raum in Würfelform vor. Eine Wand des Raumes wird von einer gewaltigen Glasfront gebildet, die den Blick in einen Garten freigibt. Einige der in diese Glasfront eingebauten Fenster sind geöffnet und lassen eine sanfte, duftende Brise in den Raum hinein. Beginne nun, den Raum mit allem zu füllen, was du liebst. Das können Möbel, Gemälde, Skulpturen, Fotografien, Blumen, Lichter, Bücher und so fort sein. Fülle den Raum mit allem, das dich ausmacht. Es können viele oder nur wenige Gegenstände sein; das spielt keine Rolle. In der Mitte des Raumes stellst du zwei Stühle einander gegenüber auf. Erfülle die vier Ecken des Raumes mit deiner liebevollen Energie. Dieser Raum fühlt sich an wie du – er ist dein Seelenraum –, und er ist der Ort, an dem du deinem Geistführer zum ersten Mal bewusst begegnen wirst.

Setze dich auf den Stuhl mit Blick zum Fenster. Sieh hinaus in den wunderbaren, sonnigen Garten. Im Hintergrund erheben sich sanfte, grüne Hügel, die mit deinen Lieblingsbäumen bestanden sind. Dazwischen blühen Blumen. Während du entspannt aus dem Fenster schaust, bemerkst du, dass es draußen plötzlich heller wird. Die gesamte Fensterfront wird erhellt von einem einzigartigen weißen Licht. Dein Geistführer ist gekommen, um dich in deinem Seelenraum zu treffen. Du kannst jetzt zum Beispiel sagen:

»Lieber Geistführer, du bist höchst willkommen, um dich mir anzuschließen.«

Die Wesenheit tritt durch das Fenster ein und erfüllt den Raum in einem Maße mit Liebe, wie du es noch nie erlebt hast; denn dieses Wesen weiß tatsächlich alles über dich, liebt dich bedingungslos und hat deine Interessen immer fest im Blick. Wenn der Geistführer hereinkommt und sich dir gegenüber auf den Stuhl setzt, gestatte es ihm, sich so zum Ausdruck zu bringen, wie es ihm gemäß ist.

Mit klarem und offenem Geist prägt dein Geistführer dir die Antworten auf deine ersten Fragen ein. Sie könnten lauten:

- Mit welchem Namen soll ich dich ansprechen?
- Warst du schon einmal auf der Erde inkarniert?
- Warum haben wir verabredet, dass du mein Geistführer sein sollst?
- Gibt es irgendeine bestimmte Mission, bei der du mich unterstützen sollst?
- Welche Informationen hast du jetzt gerade für mich?

Horche in dein Herz hinein, um zu hören, was dein Geistführer dir sagen will. Vergiss nicht, du hast noch viele weitere ähnliche Begegnungen geplant, also übertreib es beim ersten Mal nicht gleich. Wenn es an der Zeit ist, endet eure Begegnung, und dein Geistführer schwebt durch das geöffnete Fenster davon.

Nun führe dein Bewusstsein wieder in die physische Dimension zurück. Nimm ein paar tiefe Atemzüge und werde wieder zu dem Körper, der auf deinem Stuhl sitzt. Spüre deine Füße, die fest auf dem Boden stehen, und lass deine Energie nach oben über dein Kronen-Chakra sich auflösen. Öffne langsam die Augen.

Schreibe in deinem Tagebuch alles auf, was dein Geistführer dir mitgeteilt hat. Je häufiger du diese Übung machst und je mehr du sie individuell anpasst, desto umfassender wird sie. Andere Geistführer und inspirierende Wesen werden sich ebenfalls von dem Raum angezogen fühlen, den du für sie erschaffen hast.

Empfangen, ordnen, anwenden

Wenn ich ein Buch schreibe, dann durchlaufe ich drei Phasen. Als Erstes downloade ich die Informationen und Gedanken auf Papier. Als Zweites bringe ich das Material in eine nachvollziehbare Ordnung. Und drittens sorge ich dafür, dass die Mitteilungen für den Leser nachvollziehbar sind. Dieser Ablauf ist nicht anders als beim Reparieren eines Motors: Erst breite ich alle ausgebauten Teile auf dem Boden aus, dann baue ich die Ersatzteile ein und den Motor wieder zusammen, und zuletzt überzeuge ich mich davon, dass der Motor läuft. Genauso solltest du auch mit den Informationen umgehen, die du während der Meditation von deinen Geistführern erhältst. Du benötigst alle drei Phasen, damit die Kommunikation glückt und bedeutsam für dich ist. Allerdings ist es häufig so, dass man einer Phase den Vorzug gibt.

Ich persönlich befasse mich am liebsten mit dem Download der Informationen. Es macht mir wirklich Spaß, die Mitteilungen meiner Geistführer in Empfang zu nehmen. Zu entscheiden, welche Information zu welchem Aspekt meines Lebens gehört und wie ich sie tatsächlich auf mein Leben anwende, gehört weniger zu meinen Stärken. Im Laufe der Zeit und mit mehr Übung ist mir das Organisieren des Stoffes besser gelungen, aber mein menschliches Gehirn tut sich auch weiterhin schwer damit. Mir gefällt der Adrenalinschub der Inspiration; doch mit der Umsetzung habe ich meine liebe Not. Ich muss mir immer ins Gedächtnis rufen, dass ich allein mit der ersten Phase ohne die zweite und dritte Phase nur wenig erreichen kann.

Ich erwähne diese Zusammenhänge, weil du möglicherweise nach der Meditation mit deinem Geistführer auch Schwierigkeiten mit einem Teil des weiteren Prozesses haben könntest.

Ich kann dir jedoch aus eigener Erfahrung versichern, dass dir mit der Zeit und mit der nötigen Übung alle notwendigen Schritte leichter fallen werden. Sorge nur dafür, dass du dein Tagebuch nach deinen Meditationen immer dabei hast. Es kann sein, dass du von deinen Geistführern Durchsagen erhältst, die im Augenblick keinen Sinn für dich ergeben, doch wenn du sie aufschreibst und zu ihnen zurückblättern kannst, musst du dir keine Sorgen darüber machen, dass du vielleicht irgendetwas Wichtiges vergessen haben könntest.

Wie ich schon erwähnt habe, halte ich spirituelles Wissen, ohne es anzuwenden und im Alltag zu leben, für Verschwendung. Außerdem sind die Weisheiten, die dir deine Geistführer übermitteln, in der Regel nicht für andere bestimmt, sondern ausschließlich für dich. Aus diesem Grund hast du dich ja dafür entschieden, eine bewusste Beziehung zu deinem Geistführer herzustellen.

Geistige Verschmelzung

Sobald du eine stärkere bewusste Verbindung zu deinem Geistführer entwickelst, wirst du feststellen, dass die Meditation in deinem Seelenraum nicht immer erforderlich ist. Am besten greifst du darauf zurück, wenn du einen neuen Geistführer kennenlernen möchtest. Doch sobald du mehrere Begegnungen mit einem Geistführer in deinem Seelenraum erlebt hast, kann es für eine Kontaktaufnahme bereits ausreichen, nur an ihn zu denken.

Wenn ich mit einem meiner Geistführer kommunizieren möchte, mache ich einfach ein paar tiefe Atemzüge und nehme meine direkte Umgebung bewusst wahr. Ich schicke meinem Geistführer einen Gedanken und rufe ihn bei seinem Namen.

Geistwesen leben in einer mentalen Welt, Gedanken sind für sie so real wie für uns Worte. Sie sind dazu fähig, Gedanken zu sehen, zu spüren und zu hören. Sie wissen immer genau, wenn wir gerade an sie denken. Die nachfolgende Übung wird dir helfen, deine Gedanken und deine Energie mit denen deines Geistführers zu verschmelzen. Sobald dir dieser Prozess leichter gelingt, kannst du mit deinem Geistführer ein Signal vereinbaren, damit ihr euch darüber im Klaren seid, dass ihr eine bewusste Verbindung zueinander hergestellt habt. Dabei kann es sich um eine physische Sinneswahrnehmung handeln, um ein Gefühl oder um ein telepathisch übermitteltes Symbol.

Die Einladung

Entspanne dich und kläre deine Gedanken. Mache ein paar tiefe Atemzüge, schaffe Raum in deinem Kopf und lade deinen Geistführer dazu ein, sich dir zu nähern. Du kannst telepathisch sagen:

»Sei willkommen, _______________, bitte tritt in mein Bewusstsein sein. Lass mich wissen, dass du hier bist.«

Du wirst ein Zeichen erhalten, das dir die Anwesenheit deines Geistführers bestätigt. Erzwinge nichts; lass dein Ego außen vor, und überlasse dich den Eindrücken, Gefühlen und Visionen, die du empfängst. Du solltest so offen wie möglich sein und wirst sofort spüren, wie sich der von dir geschaffene Raum verändert. Mit einem Mal wirst du ihn als hell erleuchtet empfinden. Lade deinen Geistführer zu dir in diesen Raum ein. Verschmelzt eure Energien miteinander. Wenn du bereit bist, kannst du sagen:

»Ich brauche deine Unterstützung. Lass mich an den Informationen teilhaben, die du für mich hast.«

Während du dich mit deinem Geistführer in dem von dir geschaffenen Raum befindest, spürst du möglicherweise, wie Gedanken in deinen Kopf projiziert werden. Gestatte es dem Geistführer, Gefühle, Gedanken oder Symbole in deinen Geist downzuloaden. Verweile einige Zeit mit deinem Geistführer in deinem Raum und empfange seine Unterweisungen und Erklärungen. Wenn es für dich Zeit ist aufzuhören, kannst du sagen:

»Lieber __________, ich segne dich und danke dir dafür, dass du dich mit mir verbunden und mich beraten hast.«

Nimm ein paar tiefe Atemzüge und kehre langsam in deinen Körper zurück. Mache dir deine Füße bewusst, dann deine Beine und alle Körperteile bis hinauf zu deinem Kopf. Atme noch ein paar Mal tief ein und aus. Strecke deine Arme in die Höhe und zentriere dich. Öffne langsam deine Augen.

Deinen ätherischen Rat begrüßen

Nach dreißigjähriger spiritueller Arbeit bin ich zu der Überzeugung gelangt, dass es hochentwickelte Wesenheiten gibt, die mit den Geistführern zusammenarbeiten und die tapferen Seelen unterstützen, die sich zu einer Inkarnation entschlossen haben. Man könnte sie als *Meister*, *Älteste* oder *Weise* bezeichnen, aber mir gefällt der Begriff *ätherischer Rat* am besten. Dein ätherischer Rat nimmt dich in deinem Alltag jederzeit bewusst wahr, doch ist er am stärksten in die Pläne eingebunden, die du vor deiner Geburt im Hinblick auf deine neue Inkarnation entwickelt hast, in die großen Veränderungen deines Lebens (Ehe, Kinder, Tod geliebter Menschen) und natürlich in den Tod deines irdischen Körpers.

Betrachte den ätherischen Rat nicht als Richtergremium, denn es gehört nicht zu den Aufgaben seiner Mitglieder, dich zu kritisieren oder zu verurteilen. Weit gefehlt! Die Angehörigen des ätherischen Rats werden eigens für dich bestimmt, und ihre einzige Aufgabe besteht darin, dich zu führen, zu unterstützen und zu lieben. Die Weisheit des ätherischen Rats gelangt durch den Filter deines Geistführers zu dir, aber dennoch ist es *möglich*, dem Rat persönlich deinen Gruß zu entbieten. Diese Begegnung kann ungeheuer tief greifend sein.

Der ätherische Rat

Schließe deine Augen. Beginne mit deiner Atem- und Erdungsübung, und gestatte es deiner Energie, zu fließen. Während du deine Energie durch deinen Körper strömen lässt und deinen Herzraum erweiterst, um in einen empfänglichen Zustand zu gelangen, schickst du der geistigen Welt einen Gedanken:

»Liebe geistige Freunde, ich will mich auf eine Reise begeben, um meinen ätherischen Rat zu grüßen. Ich möchte ihm meine Liebe bekunden und mir die Lehren bewusst machen, die er mir vermitteln will.«

Während du in deinem heiligen Raum sitzt, stellst du dir einen Lichtstrahl vor, der aus dem Scheitel deines Kopfes austritt und sich nach oben fortsetzt, bis er dein Gesichtsfeld verlässt. Lenke deine bewusste Wahrnehmung in den Lichtstrahl und lass dich von ihm nach oben, immer weiter nach oben aus deinem physischen Körper hinaustragen. Deine Atmung ist gleichmäßig. Du bist im Frieden mit dir, während sich dein Bewusstsein mit dem Lichtstrahl immer weiter nach oben entfernt. Während du höher und höher aufsteigst, wirst du dir dessen bewusst, dass du dich jenseits von Raum und Zeit bewegst, vorbei an Planeten, Sonnensystemen und Myriaden von Farben und Lichtern.

Deine Bewegung wird langsamer, und der Lichtstrahl öffnet sich. Vor dir liegt ein wunderschönes Marmorgebäude. Es ist die Halle des Lernens in der ätherischen Welt. Das einzigartige Gebäude, geschmückt mit Edelsteinen und Perlen, zieht dich an. Dein Bewusstsein fließt darauf zu, und es erscheint dir so vertraut, als seist du schon viele Male hier gewesen. Du betrittst die Halle des Lernens, und um dich herum stehen lauter Bücherregale, so weit dein Auge reicht. Die Bücher sind in unterschiedlich gefärbtes Leder gebunden und leuchten im gedämpften Licht. Das ist die himmlische Bibliothek. Besonders ein Buch leuchtet stärker als die anderen. Du näherst dich ihm und siehst, dass dein Name in seinen Rücken geprägt ist. Du ziehst es aus dem Regal und betrachtest es eingehend. Es ist das Buch deiner Seele. Das Buch gehört dir, wird jedoch in der himmlischen Bibliothek für dich aufbewahrt.

Du merkst auf, als sich eine gewaltige Mahagonitür vor dir öffnet. Ein strahlendes Licht fällt durch die Öffnung, und du gleitest darauf zu, noch immer dein Buch in Händen. Du gelangst in einen wunderschönen Raum, der von glitzerndem weißem Licht erfüllt ist. Du richtest deinen Blick nach oben und siehst die runden Fenster in der Decke. Es sind sieben Fenster, und jedes hat eine andere Farbe: Violett, Indigo, Blau, Grün, Gelb, Orange und Rot. Farbige Lichtstrahlen fallen durch die Fenster in den Raum, und dort, wo sie alle aufeinandertreffen, tauchen sie einen langen Tisch in reines weißes Licht.

An diesem Tisch sitzt dein ätherischer Rat. Die Liebe, die er dir entgegenbringt, ist unbeschreiblich. Du nimmst Wellen der Wertschätzung dafür wahr, dass du die Mühe auf dich genommen hast, ihm bewusst gegenüberzutreten. Während du dich zu den Mitgliedern des ätherischen Rats an den Tisch setzt, würdigst du jedes Einzelne von ihnen - und das Wissen, dass du sie seit einer Ewigkeit kennst, überwältigt dich. Telepathisch empfängst du einen Gedanken, der sich tatsächlich aus mehreren Gedanken deines ätherischen Rats zusammensetzt. Die Mitglieder haben ihre Gedanken zu einem einzigen verschmolzen. Sie berichten dir von dem Buch, das du in deinen Händen hältst. Sie laden dich ein, es zu öffnen. Die Seiten sind mit sehr sorgfältiger Handschrift beschrieben. Das Buch handelt ausschließlich von deiner Seele, und der ätherische Rat lässt dich wissen, dass es dir immer freisteht, in die himmlische Bibliothek zu kommen, um in deinem Buch zu lesen. Das Buch ist da, um dir zu helfen.

Im Buch deiner Seele gibt es auch viele leere Seiten. Fragend blickst du zum ätherischen Rat. Seine Mitteilung lautet, dass es sich bei den leeren Seiten um den Teil deines jetzigen Lebens handelt, der noch geschrieben werden muss. Der Rat bittet dich um Erlaubnis, dir beim Schreiben helfen zu dürfen. Ja, die Mitglieder sind begeistert und blicken optimistisch auf die wunderbare Geschichte, die ihr gemeinsam schreiben könnt.

Der ätherische Rat lädt dich ein, jederzeit zu Besuch zu kommen. Du bringst deine Dankbarkeit für seine Anteilnahme an deinem Leben zum Ausdruck und dafür, dass er dich daran erinnert, welch kostbares Gefäß des Lichts du für alle auf der Erde bist. Er ist so stolz auf dich, weil du einer Inkarnation im Physischen zum Wohl aller zugestimmt hast. Der Rat segnet dich und erinnert dich daran, dass er immer für dich da sein wird.

Du gleitest durch die offene Mahagonitür hindurch und stellst das Buch deiner Seele an seinen Platz im Regal zurück.

Als du die Treppenstufen vor der Halle hinuntergehst, siehst du, wie dir dein Lichtstrahl im Garten zuwinkt. Du trittst in ihn ein und gleitest durch Raum und Zeit hinunter, bis du deinen Körper noch immer entspannt auf dem Stuhl siehst. Der Lichtstrahl bringt dein Bewusstsein wieder zurück in deinen Körper.

Nimm ein paar tiefe Atemzüge, konzentriere dich auf deine Füße und schicke die Energie durch deinen Körper nach oben und über dein Kronen-Chakra hinaus, bis du ganz und gar in deinen Körper zurückgekehrt bist. Spüre das Glück und die Freude in deinem Körper. Öffne deine Augen und wisse, dass du zutiefst inspiriert bist.

Du wirst einen Augenblick Zeit brauchen, um deinen Besuch beim ätherischen Rat zu verarbeiten. Betrachte die Bilder still in deinem Kopf. Sobald du bereit bist, nimm dir dein Tagebuch und schreib alles auf, woran du dich erinnerst. Außerdem wirst du die Fragen aufschreiben wollen, die du bei deinem nächsten Besuch stellen möchtest. Du darfst so oft du willst zurückkehren; dieses Reich ist dir nicht fremd. Es ist dein wahres Zuhause.

Du hattest schon immer die Macht, deinen Geistführer zu kontaktieren und deinen ätherischen Rat zu besuchen. Das ist dein Geburtsrecht als Seele; doch mit der Inkarnation auf der Erde wird uns kein Benutzerhandbuch ausgehändigt. Diese Hilfsmittel musst du auf eigene Faust erforschen, und deine Geistführer unterstützen dich, indem sie dich mit den entsprechenden Informationen versorgen.

Ich hoffe, dieses Buch war dir eine Hilfe dabei, die Macht in dir zu entdecken. Ich danke dir dafür, dass du deine Zeit mit mir verbracht hast, und ich danke deinen Geistführern, dass sie dich zu mir geführt haben.

NACHWORT

Während der Monate, in denen ich an diesem Buch arbeitete, tat ich etwas, was ich mir nie vorgestellt hätte: Ich machte eine Fahrt mit einem Heißluftballon. In der Stadt, in der ich jetzt wohne, kann man ständig Ballons am Himmel sehen. Ja, neben dem Supermarkt, in dem ich einkaufe, befindet sich ein unbebautes Grundstück, und dort werden die Ballons befüllt und steigen in die Luft. Es ist ein überwältigender Anblick. Die Vorstellung von einer Ballonfahrt fand ich interessant, aber weil ich nicht gerne mit Flugzeugen reise, schob ich sie beiseite.

Mein Schwager Mike war bei uns zu Besuch und hatte Geburtstag. Brian hatte den großartigen Einfall, wir sollten ihn mit einer Ballonfahrt feiern, also war ich mit von der Partie. Als wir die notwendigen Vorbereitungen trafen, sagte der Kapitän: »Ich habe keine Ahnung, wie lange wir dort oben bleiben. Sobald wir oben sind, werden wir schon Ausschau nach einem Landeplatz halten. Wir sind der Windrichtung vollständig ausgeliefert.« Seine Worte erschienen mir ein guter Vergleich mit unserem Leben hier auf der Erde: Wir wissen nicht, wie lange wir hier sind, und wir müssen sehen, wohin uns der Wind trägt – oder *wohin wir geführt werden.*

Während unser regenbogenfarbener Ballon in den Himmel schwebte, wurden mir die Stille und der Frieden bewusst. Ich hatte erwartet, dass es windig sein würde, doch der Kapitän versicherte mir: »Wenn wir unten am Boden wären, dann wäre es windig. Aber wir hier oben bewegen uns ja mit dem Wind.« Im Osten erhoben sich grüne Hügel, betupft mit Häusern, und im Westen breitete sich der Pazifische Ozean vor unseren Augen aus. Trotz all meiner Reisen war ich überrascht, dass meine Wahrnehmung vom Heißluftballon aus eine vollkommen andere war als aus dem Flugzeug. Vielleicht lag es daran, dass wir nur mit der Luftströmung dahinglitten – ohne Fenster und ohne Druckkabine, die uns vom Himmel trennte.

Auf dem Weg nach Hause, als wir in den Erinnerungen an unsere Ballonfahrt schwelgten, drängte sich uns die Analogie zwischen ihr und der Reinkarnation auf: Ich hatte zugestimmt, die Behaglichkeit meines Zuhauses zu verlassen, wo ich vollkommen zufrieden und mit den Füßen auf dem Boden lebte, um an einem Abenteuer teilzunehmen, das mich ängstigte und in Aufregung versetzte. Ich kletterte in den Korb, was sich wie eine Geburt anfühlte, und befand mich für unbekannte Dauer in einer anderen Welt. Solange ich dort oben war, setzte ich mein Vertrauen in den Kapitän und seine Erfahrung. Die Fahrt, von der ich meinte, sie würde stürmisch sein, war überraschend ruhig, weil sich der Ballon den wechselnden Luftströmungen überließ. Und was ich mir als beängstigend vorgestellt hatte, erwies sich als überaus angenehm.

Als wir landeten und aus dem Korb kletterten, waren wir wieder »zu Hause«. Wir feierten unsere Fahrt und sprachen darüber, wie viel wir gesehen hatten und wie stolz wir auf uns waren, weil wir es wirklich getan hatten. Der Kapitän entkorkte den

Champagner und sagte: »Vielen Dank, dass Sie mich auf dieses Abenteuer begleitet haben. Es war mir ein Vergnügen, ihr Himmelsführer zu sein.«

Wie gesagt, war ich gerade dabei, dieses Buch zu schreiben, als wir diese Ballonfahrt machten. Hätte mein Geistführer mir eine bessere Botschaft schicken können, um mir mitzuteilen, dass ich auf dem richtigen Weg war?

Danksagung

Ich möchte allen meinen Geistführern danken, die mich von den geistigen Reichen aus unterstützen, und außerdem allen Menschen in meinem Leben, die mir hier auf der Erde mit Führung und Hilfe zur Seite standen: Brian Preston, der Familie Fortune, der Familie Barry, der Familie Opitz, der Familie Preston, Mary Ann Saxon, Kelly Dennis, Joerdie Fisher, Joe Skeehan, Jacquie Ochoa-Rosellini, Scott Schwimer, Ron Oyer, Ken Robb, Christian Dickens, Cyndi Schacher, Peggy Fitzsimmons, Kellee White, Tori Mitchell, Mavis Pittilla, Jean Else, Lynn Probert, Tony Stockwell, Marilyn Whall, Jeff Eisenberg, Liz Cooke, Melissa Searing, Chip McAllister, Roberta Kent, Linda Tomchin, Emily Manning und dem Team bei Hay House.

Autor

James Van Praagh, der Autor von *Und der Himmel tat sich auf*, einem langjährigen Nr.-1-Bestseller der »New York Times«, von *Jenseitswelten*, *Heilende Trauer*, *Die Weite zwischen Himmel und Erde*, *Meditationen für innere Kraft und Lebensfreude*, *Geister unter uns*, *Ihr seid nicht allein* und *Im Himmel zu Hause*, gilt weltweit als ein Pionier der medialen Arbeit und ist als eines der gegenwärtig am präzisesten arbeitenden spirituellen Medien anerkannt. Seine Mitteilungen haben Millionen von Menschen Trost, Frieden und spirituelle Erkenntnis gebracht und ihre Sicht auf Leben und Tod verändert. Für sein hingebungsvolles Bemühen, das Bewusstsein des Planeten zu steigern, hat er zahlreiche Preise erhalten.

In den Vereinigten Staaten ist James Van Praagh in praktisch allen bekannten Talkshows aufgetreten, darunter bei Oprah Winfrey, Larry King, Dr. Phil und Joy Behar sowie in »48 Hours«, »The View«, »Chelsea Lately« und »Coast to Coast«. Er war der Gastgeber seiner eigenen täglichen Talkshow »Beyond With James Van Praagh«, die noch immer von Sendern auf der ganzen Welt ausgestrahlt wird. Außerdem produzierte er mit

CBS »Living With the Dead«, eine Miniserie, die auf seinem Leben basiert und in der er von Ted Danson gespielt wird, »The Dead Will Tell« mit Eva Longoria und »Ghost Whisperer«, eine Reihe mit Jennifer Love Hewitt.

Vor Kurzem hat James Van Praagh die »James Van Praagh-Schule für mystische Künste« gegründet, ein seit vielen Jahren geplanter Liebesdienst. Die Onlineschule bietet eine Reihe von Lernerfahrungen – angefangen bei beruflichen Zertifikaten bis hin zu Audio- und Videokursen mit Beratungshotline und Onlineforen (www.jvpschoolofmysticalarts.com).

Seine Fans können außerdem seine beliebte Hay-House-Radiosendung »Talking to Spirit« hören, die jeden Dienstag um 11.00 Uhr pazifischer Zeit ausgestrahlt wird, und sich an seiner Onlinefernsehserie »Spirit-Talk« auf Gaia.com erfreuen. Darüber hinaus gibt er auf seiner Webseite (www.vanpraagh.com) und in seinem Blog (über die sozialen Medien) Einblicke in seine Erkenntnisse und in die Botschaften, die er aus der geistigen Welt erhält.